reinhardt

Laura Ruben • Constanze Wittich

Therapie Myofunktioneller Störungen

Das MyoMot-Konzept mit 6 Bausteinen

2., aktualisierte Auflage

Mit 47 Abbildungen und 3 Tabellen

Mit einem Anamnese- und Befundbogen, Kopiervorlagen und Liedern als Online-Materialien

Ernst Reinhardt Verlag München

Laura Ruben, B. Sc., Logopädin, arbeitet in einer Praxis im Norden von Berlin.
Constanze Wittich, B. Sc., Logopädin, arbeitet in eigener Praxis in Erfurt.

Bibliografische Information der Deutschen Nationalbibliothek

Die Deutsche Nationalbibliothek verzeichnet diese Publikation in der Deutschen Nationalbibliografie; detaillierte bibliografische Daten sind im Internet über <http://dnb.d-nb.de> abrufbar.

ISBN 978-3-497-03289-1 (Print)
ISBN 978-3-497-61943-6 (PDF-E-Book)
ISBN 978-3-497-61944-3 (EPUB)

2., aktualisierte Auflage

Printed in EU

Cover unter Verwendung eines Fotos von © iStock.com/Christopher Futcher (Agenturfoto. Mit Models gestellt)
Abb. 10-46 im Innenteil: fotografiert von Thomas Wolf
Vertonung und Noten der Lieder im Online-Zusatzmaterial von Johannes Eifler
Satz: ew print & medien service GmbH

Ernst Reinhardt Verlag, Kemnatenstr. 46, D-80639 München
Net: www.reinhardt-verlag.de E-Mail: info@reinhardt-verlag.de

Inhalt

Online-Zusatzmaterial

Den Anamnese- und Befundbogen, weitere Kopiervorlagen sowie die Vertonung und Noten der Lieder gibt es unter www.reinhardt-verlag.de. Das Zusatzmaterial ist passwortgeschützt, das Passwort zum Öffnen der Dateien finden Sie am Ende des Buches.

Einleitung

„Zeig mir deine Zunge und ich sage dir, wie du gehst und stehst“ (Codoni 2009).

„Immer ist die Zunge draußen!“ „Sie sitzt oft krumm auf dem Stuhl!“ „Manchmal kann ich ihn einfach nicht verstehen!“ „Ich muss manchmal sechs Mal das Halstuch wechseln, so nass ist es!“ Oder: „Er nuckelt immer noch an seinem Schnuller, dabei ist er doch schon vier!“ Das sind Äußerungen besorgter Eltern, die Logopädinnen und Logopäden in der Praxis immer wieder hören. Oft können die Therapeutinnen und Therapeuten in ihrer Behandlung ähnliche Symptome beobachten, wie sie klassischer Weise bei Kindern mit myofunktionellen Störungen auftreten. Warum ist das so? Gibt es das „klassische Myo-Kind“, und wenn ja, wie kann es beschrieben werden? Wie kann die Therapie effektiver und vor allem lustvoller gestaltet werden? Existieren Zusammenhänge zwischen der Zunge, der Körperhaltung und dem Schlucken?

Myofunktionelle Störungen bezeichnen Fehlfunktionen im Mund- und Gesichtsbereich und werden nach Kittel (2011) über das Vorhandensein eines falschen Schluckmusters definiert. Dies kann sich z. B. in Form eines Zungenvorstoßes gegen oder zwischen die Zähne zeigen. Des Weiteren treten orofaziale Dysfunktionen auf, die sich ungünstig auf den Tonus und die Funktionen im orofazialen Bereich sowie auf die Gebissentwicklung auswirken können (u. a. Meilinger 1999; Bigenzahn 1995). Neben den Störungen im orofazialen Komplex zeigen sich außerdem Auffälligkeiten z. B. in der Haltung, Wahrnehmung oder im Gleichgewicht (Clausnitzer 2001).

Die Behandlung von myofunktionellen Störungen ist eine relativ junge Disziplin und hat sich seit den 1980er Jahren in Deutschland etabliert. Die Wirksamkeit der myofunktionellen Therapie ist bisher nicht ausreichend evaluiert worden und somit nicht gesichert. Erfahrungen aus der interdisziplinären Zusammenarbeit von Kieferorthopädinnen und -orthopäden sowie Logopädinnen und Logopäden belegen, dass der Einsatz multimodaler Behandlungsschwerpunkte, die am Mund und am Körper ansetzen, zu einem sinnvollen und patientenzentrierten Behandeln führen kann (Furtenbach/Wallner 2009). Auch die deutsche Gesellschaft für Kieferorthopädie (DGKFO) weist darauf hin, dass das Einüben der korrekten Zungenruhelage als alleinige Therapieintervention nicht genüge (Kahl-Nieke/Drescher 2008). In einer Umfrage (Eifler/Wittich 2012) hat sich gezeigt, dass viele Logopädinnen und Logopäden der myofunktionellen Therapie ermüdet gegenüberstehen. Dieses Ergebnis ist nur wenig überraschend, sind doch die Behandlungen am Tisch und isolierte mundmotorische Übungen vor dem Spiegel oft nicht tiefgreifend genug, nicht transfersichernd und lustvoll für Kind und Therapeut:in.

In den letzten Jahren rückte die Bedeutung von einer ganzheitlichen Sichtweise auf das Störungsbild immer mehr in den Vordergrund. Die Symptome und Ursachen einer myofunktionellen Störung sind so vielfältig, dass eine isolierte Behandlung der Symptome oft nicht zufriedenstellend für Patientinnen und Patienten sowie Therapeutinnen und Therapeuten ist. Dabei erleichtert es den Transfer des physiologischen Schluckaktes in den Alltag, wenn das neu erlernte Schluckmuster in der Behandlung frühzeitig mit Ganzkörperübungen kombiniert und in alltägliche Handlungen übertragen wird (Heinzelmann et al. 2009). Genau da setzt das Konzept von MyoMot an. Im ersten Teil dieses Buches werden theoretische Grundlagen dargestellt und mögliche Wechselwirkungen zwischen den Symptomen und den Therapiebausteinen von MyoMot verdeutlicht. Dies soll Therapeutinnen und Therapeuten in die Lage versetzen, das MyoMot-Konzept, das im zweiten Teil des Buches umfassend vorgestellt wird, zu verstehen und zielgerichtet und patientenorientiert anwenden zu können.

In der Literatur werden nach Meilinger (1999) durch fachübergreifende Betrachtungsweisen und Anliegen verschiedene Begriffe für orofaziale Funktionsstörungen und deren Therapie benutzt. Autorinnen und Autoren wie z. B. Garliner (1989) und Kittel (2011) nutzen die Begriffe „myofunktionelle Störung“ und „myofunktionelle Therapie“ in ihren Beschreibungen. Bezeichnungen wie „Störungen des orofazialen Gleichgewichts“ bzw. „orofaziale Dysfunktionen“ können u. a. in den Veröffentlichungen von Bigenzahn (1995), Clausnitzer (2001) und Castillo Morales (1998) gefunden werden. In diesem Buch werden die Begriffe „myofunktionelle Störung“ und „myofunktionelle Therapie“ verwendet, um eine einheitliche Terminologie zu gewährleisten.

1 Störungsbild myofunktioneller Störungen

Der Terminus „myofunktionelle Störung" leitet sich vom griechischen Wort „myo" (dt.: Muskel) ab. Meilinger (1999) beschreibt ihn als eine Unstimmigkeit im orofazialen Muskelgleichgewicht. Das disharmonische Zusammenwirken im orofazialen Bereich wirkt sich ungünstig auf die Funktionen und den Tonus der Mundmuskeln aus. Nach Kittel (2011) und Meilinger (1999) wirken sich myofunktionelle Störungen nicht nur im primär-orofazialen Bereich, wie z. B. Atmen, Saugen, Beißen, Kauen und Schlucken, aus. Es können sich auch Störungen in den Sekundärfunktionen wie in der Artikulation und Phonation zeigen. Zudem sind häufig neben der orofazialen Symptomatik ein unausgeglichener Tonus sowie Auffälligkeiten in der Wahrnehmung, in der Gleichgewichtsverarbeitung, in grob- und feinmotorischen Bewegungsabfolgen sowie in der Konzentration und im Lernverhalten zu beobachten (u. a. Codoni 2009; Fischer-Voosholz / Spenthof 2002).

1.1 Ursachen myofunktioneller Störungen

Die Symptome und Ursachen einer myofunktionellen Störung sind vielfältig. Die physiologische Entwicklung der oralen Fähigkeiten kann bereits im Säuglingsalter durch vielfältige Störvariablen, die in der kindlichen Entwicklung auftreten können, beeinflusst werden. Die Grenzen zwischen Ursachen und Symptomen sind schwer zu definieren und noch nicht ausreichend empirisch nachgewiesen (Clausnitzer 2001). In Tab. 1 wird stichpunktartig eine Auswahl der in der Literatur beschriebenen Ursachen des Störungsbildes aufgelistet (Clausnitzer 2001; Bigenzahn 1995; Meilinger 1999). Die ermittelten Ursachen werden hier den Kategorien „organische Ursachen“, „funktionelle Ursachen“, „Verhalten“ und „kieferorthopädische Geräte“ zugeordnet.

Tab. 1: Mögliche Ursachen und entsprechende Beispiele für die Entstehung myofunktioneller Störungen, in Anlehnung an Clausnitzer 2001; Bigenzahn 1995; Meilinger 1999

Ursache	Beispiele
organische Ursachen	■ genetische Faktoren, zerebrale Bewegungsstörung, Syndrome (z. B. Down-Syndrom, Pierre-Robin-Syndrom) ■ Frühgeburt, Geburtsschäden, Geburtsgewicht unter 1500 Gramm ■ Verletzungen, Tumore ■ offene Mundhaltung durch häufige Entzündungen im orofazialen, pharyngealen und laryngealen Raum, Tonsillenhyperplasie, Polypen ■ Dysgnathien, Spaltbildungen (z. B. Lippen-Kiefer-Gaumen-Spalte), orale Restriktionen (Ankyloglossie)
funktionelle Ursachen	■ Mundatmung, Nachahmung ■ Wahrnehmungsstörungen (z. B. gestörte orale Stereognose) ■ Störung der Motorik ■ persistierende frühkindliche Reflexe ■ unphysiologische Kopf- und Körperhaltung ■ falsch erlerntes Schluckmuster
Verhalten	■ orale Habits, Modelllernen, Nachahmung ■ nicht altersentsprechende Nahrung (vergrößertes Saugloch der Flasche, falscher Sauger), frühkindliche Essgewohnheiten ■ Stress und Interaktionsstörungen
kieferorthopädische Geräte	■ z. B. zu glatte Oberkieferplatten, zu große Bügel

Die Ansammlung der vielen Ursachen und Symptome ist von Patientin zu Patientin bzw. Patient zu Patient unterschiedlich. Dabei ist oft unklar, ob eine Ursache die Störung primär oder sekundär ausgelöst hat und/oder sich Primär- und Sekundärsymptome in ihrem Auftreten wechselseitig bedingen (Schuster 2011).

1.2 Einteilung in Symptomkomplex 1 und 2

Um die Symptome myofunktioneller Störungen besser strukturieren zu können, werden in MyoMot zwei Symptomkomplexe definiert. Die Symptome von Symptomkomplex 1 beziehen sich dabei auf den orofazialen Bereich. Dazu gehören:

- offene Mundhaltung
- orale Habits
- Zungenfehlfunktionen
- Dysgnathien (Gebissanomalien)
- Artikulationsstörungen

Der Symptomkomplex 2 umfasst die Symptome, die den „ganzen Körper" betreffen und in der Literatur meist als Sekundärsymptome beschrieben werden:

- Auffälligkeiten in der Wahrnehmung
- persistierende frühkindliche Reflexe (z. B. Asymmetrisch tonischer Nackenreflex, Tonischer Labyrinthreflex, Saug-Such-Reflex)
- Auffälligkeiten in der Tonusregulation
- Auffälligkeiten im Gleichgewicht
- Auffälligkeiten in der Feinmotorik
- Auffälligkeiten in der Konzentration

Der Saug-Such-Reflex, ein frühkindlicher Reflex, wird im Symptomkomplex 2 aufgeführt, auch wenn er sich als persistierender Reflex

meist durch eine offene Mundhaltung und eine überempfindliche Mundregion zeigt, d. h. im orofazialen Bereich sichtbar ist.
Die Symptome in den beiden Symptomkomplexen stehen in einer engen Wechselbeziehung und können in vielfältigen Ausprägungen auftreten. Abbildung 1 fasst das multisymptomale Störungsbild zusammen.

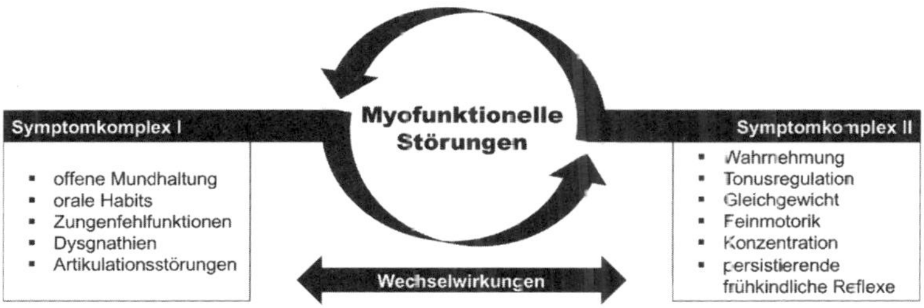

Abb. 1: Myofunktionelle Störungen: ein multisymptomales Störungsbild

2 Therapie bei myofunktionellen Störungen

Der Begriff myofunktionelle Therapie wurde von Garliner (1989) geprägt. Die Therapie besteht aus verschiedenen Methoden, die die Fehlfunktionen der Kau-, Schluck- und Gesichtsmuskulatur verbessern und/oder korrigieren sollen (Franke 2016). Die Indikation für eine myofunktionelle Therapie ist das Vorhandensein eines falschen Schluckmusters. Dabei geht es nach Clausnitzer um die Beseitigung von Dysfunktionen im orofazialen Bereich und um das Erlernen physiologischer Bewegungsmuster für einen korrekten Schluckvorgang. Aufgrund der zuvor beschriebenen myofunktionellen Zusammenhänge sollte sich eine Therapie nicht nur auf ein isoliertes Training von orofazialen Muskelgruppen beschränken (Thiele/Clausnitzer 1992). Dies impliziert eine Kombination von Übungen, die sowohl die Symptome von Symptomkomplex 1 als auch von Symptomkomplex 2 beinhalten. Übungen zur Regulierung der oralen Fehlfunktionen, wie z. B. die Kräftigung der Zungenmuskulatur, der Abbau von oralen Habits oder das Erlernen eines physiologischen Schluckmusters, sollten mit ganzkörperlichen Aspekten wie z. B. Tonusaufbau und Rumpfaufrichtung kombiniert werden. Durch die Herstellung eines orofazialen Muskelgleichgewichtes können mithilfe der myofunktionellen Therapie kieferorthopädische und zahnärztliche Behandlungsmaßnahmen unterstützt und/oder vorbereitet werden (Grabowski et al. 2007, Part 3). Diese Annahme wird durch Gohl-Fronmayer (2005) verstärkt. Sie ergänzt, dass ohne die Eutonisierung des orofazialen Muskelkomplexes eine konstante Korrektur von Gebissanomalien nicht möglich sei.

3 Therapiebausteine

Um der Komplexität des Störungsbilds myofunktioneller Störungen gerecht zu werden, ist eine multimodale Behandlungsweise erforderlich. MyoMot umfasst dabei sechs Therapiebausteine: „Wahrnehmung", „Reflexe", „Tonus und Haltung", „Gleichgewicht", „Bewegung" und „Mundfunktion". Zu jedem Therapiebaustein erfolgt zunächst eine theoretische Einführung. Im Anschluss wird der Einfluss des Bausteins auf die Symptomkomplexe 1 und 2 beschrieben.

3.1 Wahrnehmung

Die Wahrnehmungsbereiche lassen sich nach Ayres (2002) in Körpernah- und Fernsinne unterteilen. Zu den Nahsinnen zählt sie das taktile, propriozeptive und vestibuläre System. Die Nahsinne entwickeln sich parallel, und es kann keine isolierte Störung in einem dieser Sinneskanäle auftreten (Schuster 2002; Flehmig 2007; Ayres 2002). Riechen, Schmecken, Hören und Sehen werden hingegen den Fernsinnen zugeordnet.

Der Wahrnehmungsprozess wird durch Reizaufnahme, Weiterleitung, Speicherung, Vergleich, Koordinierung und Reaktion auf einen oder mehrere Reize charakterisiert. Dieser sensorische Integrationsprozess ermöglicht eine angemessene Anpassungsreaktion an die Erfordernisse der Umwelt. Ohne diese Integrationsprozesse, die permanent im Gehirn ablaufen, wäre der Mensch nicht in der Lage, alle eintreffenden Reize zu bündeln und sie zu einem sinnvollen Ganzen miteinander zu verknüpfen (Ayres 2002). In der Haut und den Gelenken gibt es dafür Rezeptoren, die Druck, Bewegung, Wärme, Kälte und Schmerz an das Gehirn weiterleiten (Beigel 2004). Bereits im Mutterleib beginnt der Fötus erste Wahrnehmungserfahrungen zu sammeln. Schon in der 10. Schwangerschaftswoche kommt es zum ersten Hand-Gesicht-Kontakt, ab der 12. Schwangerschaftswoche beginnen erste Saug- und Schluckbewegungen, und ab der 20. Schwangerschaftswoche sieht man auf dem Ultraschallbild das erste Gähnen oder Daumenlutschen.

In der ontogenetischen Entwicklung sind Wahrnehmung und Bewegung untrennbar miteinander verbunden. Daher besteht eine enge Wechselbeziehung zwischen den Parametern „Wahrnehmung" und „Bewegung": „Wer Bewegung verändern, verbessern oder fördern will, muss die Wahrnehmung beachten" (Schaefgen 2007, 22). Über die „Fuß-Hand-Mund"-Linie erhalten wir die wichtigsten sensorischen Informationen aus der Umwelt. Daher stehen die Funktionen im Gesicht in enger Beziehung zum Körper. Auch in der Therapie sollte dies genutzt werden, um über die Arbeit mit den Füßen dem Kind gezielt Informationen für seine Aufrichtung und sein Gleichgewicht zu vermitteln. Das heißt, propriozeptive und vestibuläre Erfahrungen dienen dem Kind dazu, einen körperlichen Zusammenhang mit sich selbst zu erleben.

In der Literatur wird v. a. die taktil-kinästhetische Wahrnehmung im Zusammenhang mit myofunktionellen Störungen beschrieben. Dabei wird nach Schuster (2002) die unter- und überempfindliche Ausprägung von Reizverarbeitungen im Gehirn unterschieden. Darunter fällt der Prozess, Gegenstände zu ertasten, die Beschaffenheit stereognostisch zu erfassen und sie für eigene Bedürfnisse zu manipulieren. Schaefgen (2007) versucht, diese Unterschiede in der taktil-kinästhetischen Wahrnehmung noch genauer zu differenzieren, indem sie zum einen von der taktil-protopathischen Funktion spricht. Diese beinhaltet die allgemeine Eigenwahrnehmung über die Haut und dient dem Wohlbefinden und dem Schutz. Zum anderen nennt Schaefgen (2007) die taktil-epikritische Funktion, die es ermöglicht, Sinnesreize am Körper genau zu lokalisieren und zu bewerten sowie Gegenstände zu ertasten und dabei Form und Beschaffenheit zu unterscheiden.

Einfluss auf die Symptomkomplexe 1 und 2

Einfluss auf den Symptomkomplex 1: Die Entwicklung der Mundraumsensibilität ist von der taktil-kinästhetischen Wahrnehmungsentwicklung abhängig (Broich 2009). Das taktile („Spüren") und kinästhetische („Bewegen") Wahrnehmungssystem findet seine Entsprechung in differenzierten Zungenbewegungen. Grabowski et al. (2007, Part 3) ergänzen dazu, dass die orale Wahrnehmungsfähigkeit die Basis für gezielte Zungenbewegungen darstellt. Kinder mit taktil-kinästhetischen Auffälligkeiten können die Zungenruhelage nur schwer finden und zeigen grobe, ausfahrende Suchbewegungen. Ein sicheres Ertasten der Zunge im Mundraum führt zu fein abgestimmten Bewegungsabfolgen und sichert die korrekte Lautbildung und das Finden der Artikulationszonen (Schuster 2002).

Entwickeln Kinder orale Wahrnehmungsstörungen vor allem in der taktil-kinästhetischen Perzeption, kann es nach Clausnitzer (2001) zu einer undifferenzierten Mundraumvorstellung und Kontrollfähigkeit kommen. Kinder mit einer Überempfindlichkeit vermeiden taktile Reize und können auch eine offene Mundhaltung zeigen. Die aus der offenen Mundhaltung resultierende fehlende Zungenlage am Gaumen verhindert in Ruhe und beim Schlucken die formgebenden palatinalen Kräfte der Zunge, wodurch ein hoher Gaumen und schmaler Oberkiefer entstehen können. Seemann et al. (2011) konnten in ihrer Studie einen statistisch signifikanten Zusammenhang zwischen dem Auftreten von Gebissanomalien und habituell offener Mundhaltung im Wechselgebiss feststellen. Die Mundatmung verhindert die physiologische Nasenatmung und führt zu entzündlichen Vorgängen im Hals-Nasen-Rachen-Raum. Dadurch kann die Immunabwehr eines Kindes beeinflusst werden, was häufig Erkältungskrankheiten nach sich zieht. Zudem begünstigt die reduzierte Schluckfrequenz Tubenbelüftungsstörungen, und es kann zu gehäuften Mittelohrentzündungen kommen. Deshalb sollte bei diesen Kindern regelmäßig eine Kontrolle beim Hals-Nasen-Ohren-Arzt erfolgen. Auch entzündliche Prozesse (periorale Ekzeme) in den Mundwinkeln können durch den vermehrten Speichelfluss begünstigt werden. Bondi (1994) betont in diesem Zusammenhang, dass bei

Mundatmung die Sauerstoffversorgung um 48 % geringer ist als bei physiologischer Nasenatmung.

Bei Kindern mit taktil-kinästhetischer Unterempfindlichkeit treten Auffälligkeiten in der oralen Stereognosefähigkeit auf. Aufgrund fehlender Verarbeitung ankommender Reize können sie z. B. verschiedene Formen im Mund nicht differenziert wahrnehmen. Die Suche nach kompensatorischen Ersatzinformationen in Form von gesteigerter oraler Exploration kann sich z. B. in Wangen-/Lippensaugen, Wangen-/Lippenbeißen, Nägelkauen oder Lutschgewohnheiten (an Finger, Zunge, Lippen, Schnuller etc.) äußern. Diese sogenannten oralen Habits stehen in einem engen Zusammenhang mit myofunktionellen Auffälligkeiten und der frühen Zahn-/Kieferentwicklung (Seemann et al. 2011). In der Entstehung von oralen Habits werden in der Literatur weitere Faktoren diskutiert. Nach Sergl (1985) reichen sie u. a. von psychischen bis neurophysiologischen Ursachen. Als weitere Beispiele können falsche Flaschenernährung, zu frühes Abstillen, eine lange Schnullerphase oder eine kompensatorische Reaktion auf emotionale Ereignisse angeführt werden. Eine morphologische Veränderung des Gaumens, wie z. B. ein hoher spitzer Gaumen, wird durch wiederholte partielle Einlagerung des Daumens/Schnullers provoziert. Für die Entwicklung eines physiologischen Schluckmusters und einer normalen Okklusion gilt besonders das Fingerlutschen als hemmender Faktor (Garliner 1989). Seemann et al. (2011) betonen, dass die Qualität und Quantität der oralen Habits ausschlaggebend für die Ausprägung der Fehlentwicklung sind. Fischer-Voosholz/Spenthof (2002) ergänzen, dass die Automatisierung des erlernten physiologischen Schluckaktes nicht möglich ist, solange ein Lutsch-Habit besteht. Eine ausführliche Zusammenfassung über die Auswirkungen von Beruhigungs- und Ernährungssauger kann in Furtenbach et al. (2013) vertiefend nachgelesen werden.

Störungen der taktil-kinästhetischen Wahrnehmung haben außerdem einen gravierenden Einfluss auf Geschmackssinn, Nahrungsvorlieben, Emotionalität und Steuerung von Genuss- und Ablehnungsempfindungen (Clausnitzer 2001).

Einfluss auf den Symptomkomplex 2: Kinder mit taktiler Überempfindlichkeit vermeiden taktile Reize und zeigen in ihrer Entwicklung nur wenig oral explorierendes Verhalten. Dadurch werden die frühkindlichen Saug- und Schluckmuster und auch der Würgreflex nur unzureichend integriert (Schuster 2002). Das orale Erkunden über Gegenstände im Mund bildet u. a. die erste Grundlage für eine spätere, gut ausgebildete visuomotorische Koordination bzw. Auge-Hand-Koordination.

Eine Über- bzw. Unterempfindlichkeit auf taktile Reize wirkt sich zudem auf die Handentwicklung aus, da die Kinder entweder nur wenig greifen oder Gegenstände zu grob betasten. Die feinmotorischen Abläufe wirken infolgedessen oft unreif und steif, und Fingerbewegungen können nur undosiert ausgeführt werden (Schuster 2002; Fischer-Voosholz / Spenthof 2002).

Nicht zuletzt ist die Aufmerksamkeitsleistung bei Kindern mit taktiler Über- oder Unterempfindlichkeit verringert. Zum einen werden taktil überempfindliche Kinder unruhig, wenn sie beim Ertasten und Spüren kompensatorisch nicht die visuelle Kontrolle zur Verfügung haben, andererseits suchen Kinder mit Unterempfindlichkeit ständig Reize und verzetteln sich bei der Durchführung von Aufgaben (Schuster 2002).

3.2 Persistierende frühkindliche Reflexe

Frühkindliche Reflexe entstehen bereits im Uterus und werden bis zum ersten Lebensjahr durch reife motorische Muster integriert (Goddard Blythe 2009). Diese frühkindlichen oder primitiven Reflexe dienen dem Säugling zum Überleben in der neuen Umgebung innerhalb der ersten Lebenswochen und Monate (Beigel 2004). Frühkindliche Reflexmuster lösen unbewusste Reaktionen auf Hirnstammniveau aus. Diese werden über Empfindungen wie z. B. Berührung, Lageveränderung, Geräusche oder Lichteinfall initiiert. Die primitiven (frühkindlichen) Reflexe sind die einfachste Form der Bewegungsmöglichkeit. Dabei ist das Großhirn nicht beteiligt und kann die Bewegungen weder bewusst wahrnehmen noch willentlich beeinflussen.

Die Reflexmuster werden in der weiteren Entwicklung von Haltemechanismen und Stellreaktionen überlagert, die wiederum die Grundlage für spätere dosierte und zweckmäßige motorische Abläufe bilden (Kesper/Hottinger 2024). Es gibt nach Beigel (2004) einen bestimmten Zeitraum, in dem die frühkindlichen Reflexe ausreifen und durch höhere Zentren im Gehirn gehemmt werden. Die Integration der Reflexe ermöglicht es dem Kind, bewusst auf Reize zu reagieren. So können Kinder einen Fokus auf Reize entwickeln und ein entsprechendes Selektieren von Wahrnehmungsempfindungen lernen. Die Hemmung bzw. Integration der primitiven Reflexe erfolgt durch die Entwicklung höherer Bewegungsabläufe bzw. durch die Abhängigkeit der Reflexe untereinander (z. B. Moro-Reflex vs. Palmar-Reflex). Durch die zunehmende Verknüpfung im Gehirn erfolgen eine Zunahme der Myelinisierung der beteiligten Nervenbahnen und eine Ausdifferenzierung der Willkürmotorik. Tab. 2 zeigt wichtige Reflexe in der kindlichen Entwicklung sowie deren Entstehung und den Zeitpunkt der Integration.

Goddard Blythe (2009) weist daraufhin, dass ein Bestehenbleiben von frühkindlichen Reflexen die Entwicklung der Halte- und Stellreflexe inhibiert. Sie ergänzt weiter, dass die mangelnde Reflexintegration eines Kindes Entwicklungsstörungen in grob- und feinmotorischer Koordination und sensorischer Wahrnehmung mit sich bringe. Nach Clausnitzer (2001) ist das Fortbestehen frühkindlicher Reflexe über die physiologische Zeitspanne hinaus sowohl ein Störfaktor für den orofazialen als auch für den ganzkörperlichen Bereich.

Im Folgenden werden die wichtigsten, im engen Zusammenhang mit myofunktionellen Störungen stehenden Reflexe beschrieben und deren Einfluss auf die Symptomkomplexe 1 und 2 dargestellt.

Tab. 2: Wichtige Reflexe im Zusammenhang mit myofunktionellen Störungen, deren Entstehung, Integration sowie die Auslöser und weitere Entwicklung (modifiziert nach Beigel 2004) (s. folgende Seite)

Reflex	Entstehung	Integration	Auslöser	Entwicklung
Moro-Reflex	9. bis 12. Schwangerschaftswoche	2. bis 4. Lebensmonat	■ Reize aller Art (auditiv, visuell, olfaktorisch, gustatorisch, taktil, vestibulär)	■ reife Schreckreaktion
Saug-Such-Reflex	24. bis 28. Schwangerschaftswoche	3. bis 4. Lebensmonat	■ Reizung der Wange oder des Mundwinkels	■ Kontrolle über die Mundmuskeln an der Vorderseite, manuelle orale Geschicklichkeit ■ Verbindung mit Händen durch Knetbewegungen beim Saugen
Palmar-/ Plantar-Reflex	11. Schwangerschaftswoche	Palmar: 2. bis 3. Lebensmonat Plantar: 7. bis 9. Lebensmonat	■ Berührung oder Druck an der Handinnenfläche und am Fußballen	■ durch Hemmung des Palmar-Reflexes: schrittweise Entwicklung des willkürlichen Greifens und der verfeinerten Fingerkontrolle ■ durch Hemmung des Plantar-Reflexes: Abrollen des Fußes beim Gehen möglich ■ enge Verbindung mit dem Mund
Tonischer Labyrinthreflex vorwärts	12. Schwangerschaftswoche	3. bis 4. Lebensmonat	■ Bewegung des Kopfes nach vorn	■ Ablösung durch Kopfstellreaktionen und Labyrinthstellreaktionen
Tonischer Labyrinthreflex rückwärts	bei der Geburt	bis 3. Lebensjahr	■ Bewegung des Kopfes nach hinten	■ Ablösung durch Kopfstellreaktionen und Labyrinthstellreaktionen
Asymmetrisch tonischer Nackenreflex	ca. 18. Schwangerschaftswoche	3. bis 9. Lebensmonat	■ Kopfdrehung des Kindes	■ wird integriert in den Amphibienreflex (Kriechmuster) und in den segmentären Rollreflex (Mittellinienüberkreuzung)
Spinaler Galant-Reflex	ca. 20. Schwangerschaftswoche	3. bis 9. Lebensmonat	■ Stimulationen im Lendenwirbelbereich seitlich der Wirbelsäule	■ fließende Bewegung während der Fortbewegung in Bezug auf Gang und Körperhaltung
Symmetrisch tonischer Nackenreflex	6. bis 9. Lebensmonat	9. bis 11. Lebensmonat	■ Tonusänderung der Nackenmuskulatur bzw. Heben und Beugen des Kopfes	■ Krabbeln auf Händen und Knien (Überkreuzung des Corpus Callosum

Moro-Reflex:

- primitiver Reflex

Funktion

- Auslösen des ersten Atemzuges nach der Geburt
- Hilferuf
- Reaktion auf Gefahrensituationen

Ablauf

- Aktivierung des sympathischen Nervensystems
- kurzes Einatmen mit Öffnen der Arme und Beine
- kurzes Innehalten
- Ausatmen (Schrei) und Schließen der Arme und Beine

Folgen von Restaktivitäten des Moro-Reflexes

- Auswirkung auf die Koordination von Ein- und Ausatmung
- fehlende Speichelkontrolle („Sabbern"), fehlender Mundschluss beim Kauen, Überempfindlichkeit im oralen Bereich (offene Mundhaltung)
- hypo-/hypertoner Gesamtkörpertonus (Tonusregulation)
- Gleichgewichtsprobleme, fehlende/verlangsamte Abstützreaktionen beim Fallen (parachute Reaktion)
- Konzentrationsstörungen, Stimulusgebundenheit durch Reizüberladung, starke Ablenkbarkeit (Konzentration) und mangelnde Ausdauer
- überempfindliches Gehör
- Allergien und Abwehrschwächen
- schlechte Anpassungsfähigkeit
- schlechter CO_2-Reflex
- erhöhter Blutzuckerverbrauch (reaktive Hypoglykämie)
- Reiseübelkeit

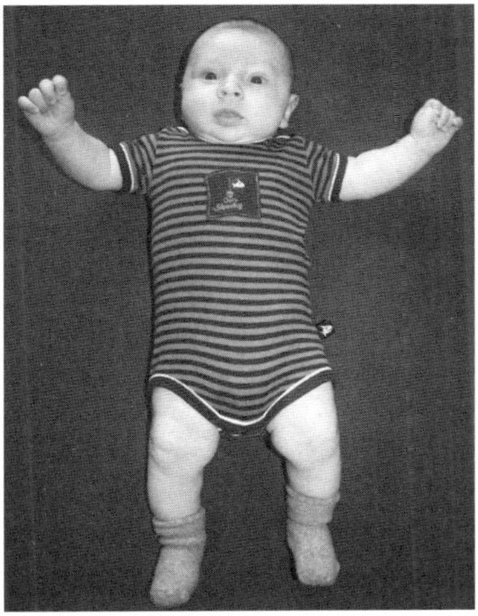

Abb. 2: Moro-Reflex bei einem 2 Monate alten Säugling

Palmar- und Plantar-Reflex:

- primitive Reflexe

Funktion

- Festhalten „am Fell der Mutter“

Ablauf

- Einrollen der Finger und der Zehen

Folgen von Restaktivitäten des Palmar- und Plantar-Reflexes

- geringe manuelle Geschicklichkeit, fehlender Pinzettengriff
- Sprechschwierigkeiten wegen Babkin-Reaktion
- empfindliche Hand-/Fußinnenflächen
- Probleme beim Halten eines Stiftes
- unsicherer Stand
- Neigung, auf Zehenspitzen zu gehen

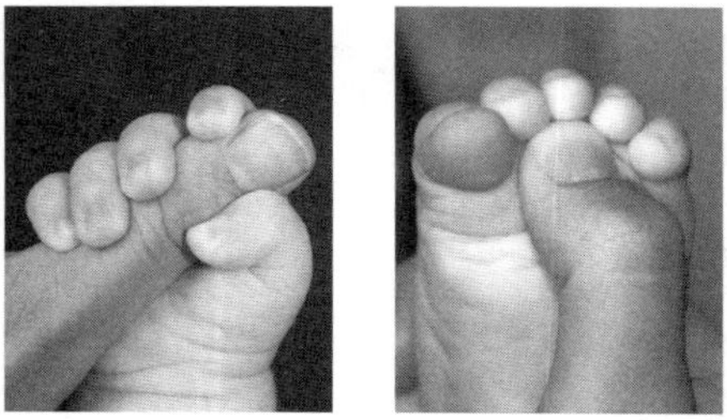

Abb. 3: Palmar- und Plantar-Reflex

Saug-Such-Reflex:

- primitiver Reflex

Funktion

- Sicherstellung der Nahrungsaufnahme

Ablauf

- Hinwendung des Kopfes in Richtung der Berührung
- Öffnen des Mundes mit Herausstrecken der Zunge

Folgen von Restaktivitäten des Saug-Such-Reflexes

- Überempfindlichkeit der Mundregion
- unreife Saug- und Schluckbewegungen
- erschwertes Kauen und Schlucken
- unkontrollierter Speichelfluss aus dem Mund (Zunge zu weit vorn)
- Artikulationsprobleme
- mangelnde manuelle Geschicklichkeit (Babkin-Reaktion)
- hohes Bedürfnis nach oraler Anregung (orale Habits)

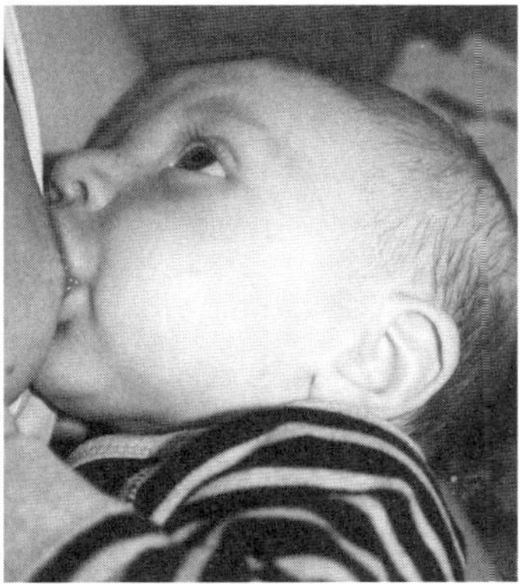

Abb. 4: Saugreflex

Tonischer Labyrinthreflex vorwärts/rückwärts (TLR):

- primitiver Reflex

Funktion

- Ausbildung des Gleichgewichtssinnes und des Muskeltonus
- Entwicklung der Augen- und Kopfstellreaktionen

Ablauf

- Kopfbeugung führt zur Beugung der Arme und Beine (vorwärts)
- Kopfreklination führt zur Streckung der Arme und Beine (rückwärts)

Folgen von Restaktivitäten des Tonischen Labyrinthreflexes

- schlechte Körperhaltung
- schwache Muskulatur (affenartiger Gang, krummer Rücken)
- erhöhter Muskeltonus (Neigung, auf Zehenspitzen zu gehen)
- steife Bewegungen
- mangelnde Kopfkontrolle und schlechter Gleichgewichtssinn
- Reiseübelkeit

- Schwierigkeiten, zu balancieren
- Wahrnehmungsprobleme, Fehleinschätzung von Abständen
- Figur-Grund-Wahrnehmung
- Schwierigkeiten beim Einhalten von Abfolgen, Vertauschen von Buchstaben und Ziffern
- schwaches Zeitgefühl, schlechte Organisationsfähigkeit

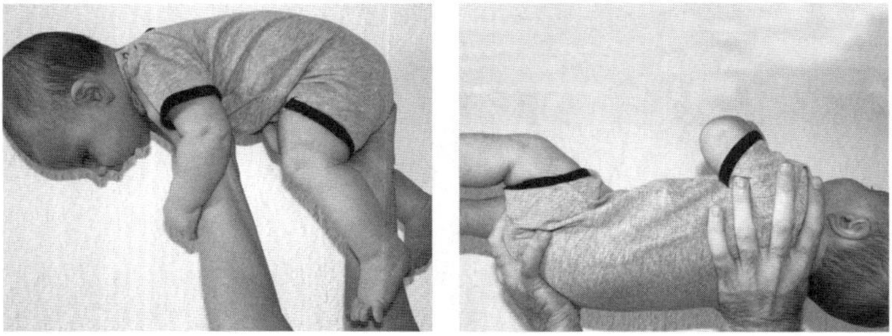

Abb. 5: TLR vorwärts/rückwärts bei einem 9 Wochen alten Säugling

Asymmetrisch tonischer Nackenreflex (ATNR):

- primitiver Reflex

Funktion

- Hindurchwinden durch den Geburtskanal
- Offenhalten der Atemwege in Bauchlage
- Auge-Hand-Koordination

Ablauf

- bei Kopfdrehung Streckung des Arms und des Beins in Blickrichtung (Fechterstellung)
- Beugung des Arms und des Beins der abgewandten Seite

Folgen von Restaktivitäten des Asymmetrisch tonischen Nackenreflexes

- Schreiben: unausgereifte Auge-Hand-Koordination, Störung in der Visuomotorik, schlechte Handschrift, Druckschrift wird der Schreibschrift vorgezogen, Heft wird beim Schreiben gedreht, Schwierigkeiten, auf Linien zu schreiben, etc.
- Bewegung: Probleme beim Fahrradlenken und Überkreuzen der Körpermitte, homolaterale Bewegungsmuster beim Krabbeln, keine optimale Zusammenarbeit der beiden Gehirnhälften
- Mathematik- bzw. Rechenschwächen
- mangelnde Dominanzbildung: keine ausgeprägte Händigkeit
- Hören: Unreife in der Entwicklung der Ohrdominanz, Verwechslung von Silben, Vertauschen von Buchstaben

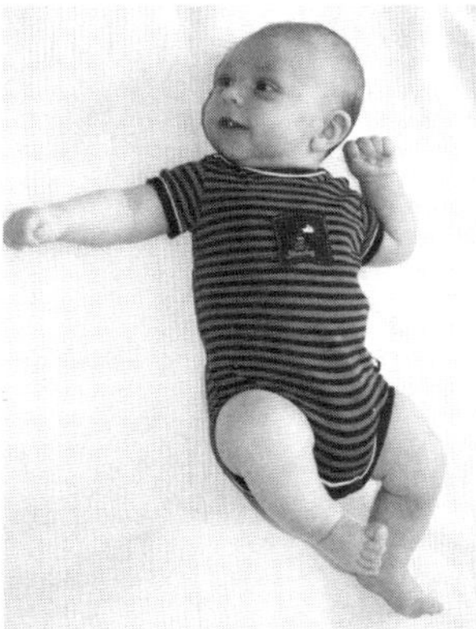

Abb. 6: ATNR bei einem 10 Wochen alten Säugling

Spinaler Galant-Reflex (SGR):

- primitiver Reflex

Funktion

- Hindurchwinden durch den Geburtskanal
- Synchronisierung der oberen und unteren Körperhälfte einer Seite beim Kriechen und Krabbeln

Ablauf

- Rotation der Hüfte um ca. 45 Grad zur berührten Seite

Folgen von Restaktivitäten des Spinalen Galant-Reflexes

- Unfähigkeit zum Stillsitzen, Herumzappeln, „Hummeln im Hintern"
- Bettnässen (über das 5. Lebensjahr hinaus)
- mangelnde Konzentration, schwaches Kurzzeitgedächtnis
- einseitige Hüftrotation

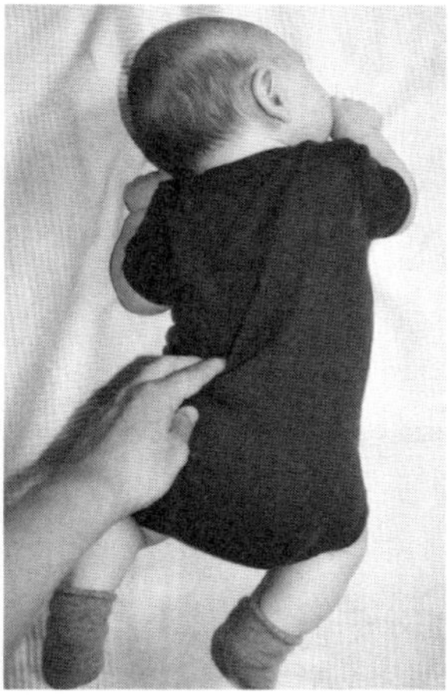

Abb. 7: Spinaler Galant-Reflex bei einem 12 Wochen alten Säugling

Symmetrisch tonischer Nackenreflex (STNR):

- Brückenreflex

Funktion

- Einnehmen des Vierfüßlerstandes
- Akkommodation (Nah-/Fernsicht)

Ablauf

- Kopfbeugung führt zur Beugung der Arme mit Strecken der Beine
- Kopfreklination führt zur Beugung der Beine mit Strecken der Arme

Folgen von Restaktivitäten des STNR

- Unfähigkeit, eine „normale" Sitzhaltung beizubehalten, kompensatorische Sitzhaltungen, Zwischenfersensitz, auf dem Stuhl hin und her rutschen oder aufstehen
- Konzentrationsschwierigkeiten, Ablenkung durch unbehagliche Sitzpositionen
- Tagträumen als Fluchtmechanismus, Probleme beim Fokussieren
- Schwierigkeiten, von der Tafel abzuschreiben
- Probleme beim Rechnen mit senkrechten Zahlenkolonnen
- schlechte vertikale Augenfolgebewegungen
- schlechte Auge-Hand-Koordination
- „tollpatschiges" Auftreten
- Kleckern beim Essen
- Schwierigkeiten, über Wasser zu schwimmen, können oft besser tauchen
- schlechte Körperhaltung („affenartig"), Zehenspitzengang
- fehlendes Krabbeln

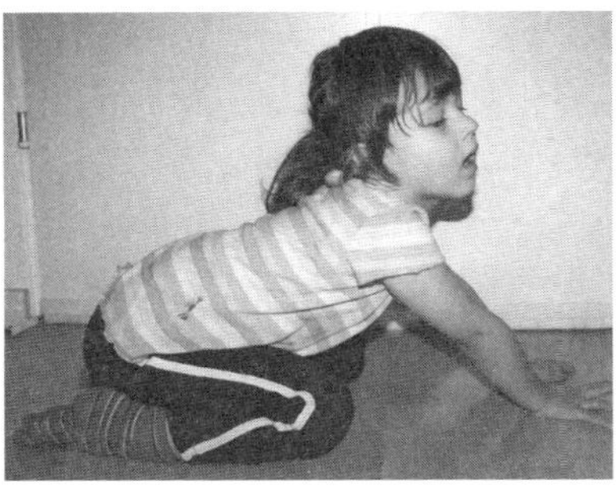

Abb. 8: Kind mit STNR-Restreaktionen: Bei Veränderung der Kopfposition nach hinten wird das Krabbeln unterbrochen, der Mund geöffnet, werden die Arme gestreckt und wird der Po in „Häschen-Hüpf-Stellung" gebracht.

3.3 Tonus und Haltung

Für eine sichere und flexible Haltung ist ein angemessener Körpertonus Voraussetzung. Der Tonus bezeichnet die dauerhafte Spannung des Muskels (Nacke 2005). In der Literatur wird der Begriff „Tonus" häufig mit Muskelspannung, kinästhetischer Wahrnehmung und Propriozeption in Verbindung gebracht. Die Entwicklung von Tonus und Haltung werden nach Schuster (2002) maßgeblich von der propriozeptiven Verarbeitung geprägt. Schuster ergänzt weiter, dass dieses propriozeptive System durch entsprechende Sensibilität und Funktion den Körpertonus auslöst. Haltungs-, Bewegungs- und Kraftempfinden sind somit wesentliche Antagonisten der Propriozeption. Nach Morris/Klein (2001) braucht die Aufrechterhaltung eines Eutonus entsprechende propriozeptive Informationen aus Muskeln, Sehnen und Gelenken. Dies gewährleistet den motorischen Plan und die Aktivität für ablaufende Bewegungsmuster wie Gehen, Schreiben, Kauen oder Trinken. Das harmonische Zusammenspiel dieser Propriozeptoren führt zu einem adäquaten somatosensorischen Feedback, welches eine wichtige Voraussetzung für eine gute posturale Kontrolle bildet (Bader-Johansson 2000). Die posturale Kontrolle mit zweckmäßiger Muskelspannung ermöglicht die vertikale Aufrichtung gegen die Schwerkraft im Raum. Ist der Muskeltonus des Körpers hyperton, hypoton oder wechselnd, wird nach Flehmig (2007) die Stabilität in der aufrechten Position beeinflusst und werden die Haltung und Haltungsbewahrung beeinträchtigt.

Einfluss auf die Symptomkomplexe 1 und 2

Nach Fischer-Voosholz/Spenthof (2002, 49) sind die „Rumpfstabilität und eine sichere Kopfhaltung erforderlich, um gezielte Bewegungssteuerungen … und mundmotorische Geschicklichkeit zu erwerben". Störungen in der Propriozeption führen nach Kesper/Hottinger (2024) zu deutlichen sensomotorischen Entwicklungsverzögerungen. Garliner (1989) und Clausnitzer (2001) fassen zusammen, dass die bedeutendste und häufigste Ursache von myofunktionellen Störungen in einem gestörten Haltungshintergrund liegt.

Einfluss auf den Symptomkomplex 1: Die Statik des gesamten Körpers beeinflusst das orofaziale Muskelgleichgewicht. Diese Synergie kann durch die direkte muskuläre Verbindung von Schädel und Wirbelsäule und dem Schulter- und Beckengürtel erklärt werden (Castillo Morales 1998). Eine hypotone Körperhaltung steht durch diese muskulären Ketten im engen Zusammenhang mit einer offenen Mundhaltung und der Ausbildung eines unphysiologischen Schluckmusters.

Die Aussage von Sticher und Gampp Lehmann (2004, 27) „Wir schlucken mit dem Becken" unterstützt die These der funktionellen Zusammenhänge von Haltungshintergrund und orofazialen Funktionen. Mannhard (2012) fasst zudem zusammen, dass eine aufrechte Körperhaltung und gute Gesamtkörperspannung einer Fehlbildung der Zischlaute entgegenwirken. Ein orofaziales Gleichgewicht bietet ferner keinen Nährboden für orale Habits. Blanche / Schaaf (2004) ergänzen dazu, dass sich die herabgesetzte Wahrnehmung von propriozeptiven Reizen auf das taktil-kinästhetische System auswirkt und eine gestörte Diskriminationsschwäche verursachen kann. Kinder mit myofunktionellen Störungen und Schwächen in der Tonusregulation haben Mühe, ohne visuelle Hilfe eine sichere stereognostische Fertigkeit aufzubauen.

Die muskuläre Spannung des ganzen Körpers überträgt sich unmittelbar auf den Tonus im orofazialen Bereich (Kittel 2011). Die Tonusschwäche der Zungenmitte verhindert nach Kittel (2011) den notwendigen intraoralen Druck, der zum Transport von Speichel und Nahrung aufgebracht werden muss. Der zusätzlich schwache Einfluss der Zungenmassage am Gaumen bei diesem unphysiologischen Schluckmuster wirkt nach Garliner (1989) und Bondi (1994) auf die Morphologie der Gaumenschleimhaut und führt zu einer reliefartigen Auswölbung (sogenannte „Rugae"). Der somit gestörte Abtransport kann zu einer Ansammlung von Flüssigkeiten im lymphatischen Gewebe führen.

Fischer-Voosholz / Spenthof (2002) sagen, dass bei unökonomischer Haltung der Kopf seine Schwerkraftlinie verlässt. Schon beim Säugling sorgt eine gute Kopf- und Nackenstabilität für eine freie Beweglichkeit von Zunge und Lippen beim Stillen und ermöglicht erste tonisierende Bewegungen im orofazialen System (Clausnitzer 2001;

Bondi 1994). Das setzt einen entsprechenden Grundtonus voraus und bildet die Basis für eine ökonomische Haltung. Auch in einer Studie von Schupp (2003) wird auf die Zusammenhänge von Tonusschwächen und kraniomandibulären Dysfunktionen hingewiesen. Kann eine Normalisierung des Körpertonus in der myofunktionellen Therapie erreicht werden, sorgt dies für einen Kieferschluss, was die endgültige Position der Kiefergelenke und Entwicklung einer physiologischen Zahnstellung bzw. Okklusion begünstigt (von Treuenfels 1984; Broich 2009). Zu den beobachtbaren Gebissanomalien zählen u. a. ein offener Biss, Kreuzbiss oder Distalbiss (Dieckmann 2008; Kittel 2011; Garliner 1989). Die Studie von Grabowski et al. (2007, Part 1) ergab, dass die am häufigsten vorkommenden Gebissanomalien der frontal offene Biss, der seitliche Kreuzbiss und der tiefe Biss darstellen. In der Studie konnte bei fortschreitender Gebissentwicklung eine zunehmende Verschlechterung des Gebiss-Status im Kindesalter aufgezeigt werden. Ca. 75 % aller Kinder mit Milchgebiss wiesen Gebissanomalien auf. Dieser hohe Wert steigerte sich im Wechselgebiss auf einen statistisch signifikanten Wert von 93 %. Hensel et al. (2003) unterstreichen mit ihren Ergebnissen diese Problematik. Sie ermittelten in ihrer Studie, dass 92 % der 1.777 Probanden zwischen 20 und 49 Jahren Gebissanomalien unterschiedlicher Ausprägung aufwiesen.

Weitere typische Gebissanomalien:

- mandibuläre Prognathie: Verlängerung des Unterkiefers, Vorbiss der Frontzähne
- mandibuläre Retrognathie: Rückverlagerung des Unterkiefers
- maxilläre Prognathie: Vorverlagerung des Oberkiefers
- maxilläre Retrognathie: Rückverlagerung (Wachstumshemmung) des Oberkiefers

Einfluss auf den Symptomkomplex 2: Die Rumpfstabilität bildet die Grundlage für eine sichere und aufrechte Kopfhaltung. Eine unzureichende muskuläre Synergie zwischen Bauch- und Rückenmuskulatur erschwert die Rumpfstabilität (Seiler 2010). Ebenso können persistierende frühkindliche Reaktionen die optimale Entwicklung der nachfolgenden Halte- und Stellreaktionen und der Rumpfkontrolle beeinflussen (Beigel 2004). Die daraus entwickelten grobmotorischen Unsicherheiten können sich in einer eingeschränkten Propriozeption und gestörtem Lage- und Bewegungsgefühl bzw. Gleichgewichtsproblemen äußern (Fischer-Voosholz / Spenthof 2002; Bigenzahn 1995; Kittel 2011). Bigenzahn (1995) ergänzt weiter, dass diese Kinder außerdem bei einem schnellen Wechsel von Anspannung und Lösung der Muskulatur ein erhöhtes Maß an Kraft aufbringen müssen und die Kraftdosierung Mühe bereitet. Kinder mit myofunktioneller Schwäche haben vermehrt Schwierigkeiten, die posturale Aufrichtung einzunehmen: Sie stehen im Hohlkreuz oder sitzen im Rundrücken (Bondi 1994). Bei mangelnder Rumpfaufrichtung ist der Nacken zudem nicht gestreckt und der Kopf rückverlagert. Es können häufig zusätzlich schwerfällige und verlangsamte Bewegungen oder Bewegungsabläufe en bloc beobachtet werden, die entstehen, wenn Kinder aus der oben beschriebenen hypotonen Grundspannung heraus kompensatorische Verspannungen zeigen („Verpanzerung“).

Ist die Propriozeption nur ungenügend entwickelt, müssen Bewegungen über visuelle Informationen geplant und gesteuert werden (Schaefgen 2007). Fein differenzierte Bewegungsabfolgen können sich somit nicht automatisieren, und es treten häufig begleitend fein- und graphomotorische Schwächen auf. Kinder, die zu sehr mit der Kontrolle ihrer Aufrichtung beschäftigt sind, verlieren leicht den „roten Faden“ bei einer Tätigkeit und können nur schwer sprachlichen Anweisungen folgen (Seiler 2010). Für die Therapie können dadurch die Umsetzung der Übungen und der Transfer der mundmotorischen Übungen in den Alltag erschwert werden. Wird in der myofunktionell1en Therapie an der Tonusregulation gearbeitet, kann die Automatisierung von grob- und feinmotorischen Bewegungsabläufen vorangetrieben werden, was auch zu einer Verbesserung der orofazialen Bewegungen führt.

3.4 Gleichgewicht

Das Gleichgewicht ist nach Ayres (2002, 65) „das alles vereinende Bezugssystem“ und mit dem vestibulären System für die Körperaufrichtung im Raum zuständig (Nacke 2005). Für die Aufrechterhaltung des Gleichgewichts benötigt der Gleichgewichtssinn bei der Verarbeitung von vestibulären Reizen ein enges Zusammenspiel von propriozeptiven und visuellen Wahrnehmungsbereichen. Das vestibuläre System formt die Grundbeziehungen, die ein Mensch zur Schwerkraft braucht. Es befähigt den Organismus außerdem, Drehbewegungen und Beschleunigung wahrzunehmen (Nacke 2005). Die Rezeptoren für die Wahrnehmung vestibulärer Reize befinden sich im Innenohr. Die Informationen aus den Drehbewegungen werden in den Bogengängen verarbeitet. Das Otholithensystem (Utriculus und Sacculus), im Vorhof des knöchernen Labyrinths, registriert und verarbeitet hingegen horizontale und vertikale Bewegungsveränderungen (Lensing-Conrady 2001).

Ausgelöst werden die Gleichgewichtsinformationen durch die Bewegung des Kopfes und des Körpers. Die Intensität der Wahrnehmung hängt nach Schuster (2002) von der Stärke und Geschwindigkeit der Richtungsverlagerung aus der vertikalen Position ab und wird außerdem vom Vorhandensein visueller Orientierungspunkte beeinflusst. Ayres (2002) macht darauf aufmerksam, dass ein großer Teil vestibulärer Intoleranz auf die mangelnde Verknüpfung beteiligter Wahrnehmungssysteme im Stammhirn zurückzuführen ist. Schuster (2002) ergänzt einerseits, dass bei vestibulärer Überempfindlichkeit das Vermeiden vestibulärer Reize im Vordergrund steht, da vermehrt ausgelöste vestibuläre Reize wahrgenommen werden. Andererseits stellt sie bei vestibulär unterempfindlichen Kindern fest, dass diese eher auf der Suche nach vestibulären Informationen sind. Dies zeigt sich bei den Kindern durch vermehrten Bewegungsdrang und motorische Unruhe.

Einfluss auf die Symptomkomplexe 1 und 2

In diesem Wahrnehmungsbereich lassen sich, wie in der taktil-kinästhetischen Wahrnehmung, über- und unterempfindliche Reizverarbeitungsprozesse beim Kind beobachten. Die Über- und Unterempfindlichkeit in der Gleichgewichtswahrnehmung kann zu vielfältigen Ausprägungen in den beiden Symptomkomplexen führen.

Einfluss auf den Symptomkomplex 1: Die über- und unterempfindliche Wahrnehmungsverarbeitung von Gleichgewichtsreizen führt nach Schuster (2002) zu Tonusregulationsstörungen im orofazialen Bereich. Wenn Gleichgewichtsempfindungen zu gering wahrgenommen werden (Unterempfindlichkeit), zeigt sich eher ein schwacher Tonus, der wiederum eine offene Mundhaltung begünstigt. Kinder mit Gleichgewichtsschwächen sind auf der Suche nach ihrer Körpermitte und folglich auf der Suche nach der Zungenlage im Mund. In der Therapie fällt es Kindern mit Gleichgewichtsstörungen schwerer, die Zungenbewegungen gezielt auszuführen. Suchbewegungen und assoziative Mitbewegungen der Hände sind dabei häufig zu beobachten (Babkin-Reaktionen).

Kinder mit vestibulärer Überempfindlichkeit neigen zu einem kompensatorischen Hypertonus. Die bereits erwähnte „Verpanzerung" im Schulter-Nacken-Bereich hilft dem Kind, den Hals steif und damit den Kopf gerade zu halten (Nacke 2005). Orofaziale Verspannungen und Einschränkungen im oralen Bewegungsrepertoire haben einen ungünstigen Einfluss auf die freie Beweglichkeit und Koordination der intra- und extraoralen Mundmuskeln. Ergänzend suchen Kinder mit Gleichgewichtsschwächen vermehrt eine Beruhigung oder eine Stimulation zur Selbstregulierung (Oetter et al. 1999). Dazu nutzen sie z. B. das Daumenlutschen oder den Schnuller, die das Entstehen von oralen Habits und Dysgnathien in der weiteren Entwicklung begünstigen.

Durch den engen Zusammenhang von Gleichgewicht und Wahrnehmung wirken sich Gleichgewichtsstörungen ungünstig auf die taktil-kinästhetische Wahrnehmung im Mundraum aus. Schuster (2002) beschreibt diese Einschränkungen in einer veränderten oralen Raum- und Mengenwahrnehmung sowie im erschwerten Finden von

Orientierungspunkten und -flächen. Dies beeinflusst auch gezielte Artikulationsbewegungen. Die Transferleistung von Artikulationsfähigkeiten, z. B. bei der korrekten Lautbildung der Zischlaute, kann somit erschwert sein. Kinder mit Gleichgewichtsschwächen schaffen die Umsetzung der Artikulationsübungen eher bei einem gesicherten Haltungshintergrund.

Einfluss auf den Symptomkomplex 2: Nach Schaefgen (2007) entstehen durch die vestibuläre Überempfindlichkeit beim Kind vermehrt Unsicherheit und Angst in Bezug auf die Körper-Raum-Lage, was sich wiederum auf die Konzentration und Ausdauer im Spiel und in der Handlung auswirkt. Diese Kinder sind sich ihres Zustandes oft bewusst und versuchen, Gleichgewichtsanforderungen auszuweichen oder Aktivitäten zu verweigern. Dies zeigt sich in einem Bewegungsmangel, unwillkürlichen Tonusveränderungen und/oder wenig Rotation in den Bewegungsübergängen (Schuster 2002). In der myofunktionellen Therapie brauchen diese Kinder besonderen Zuspruch, Halt und Unterstützung bei der Umsetzung mundmotorischer Übungen. Kinder, die vestibulär überempfindlich sind, verspannen sich häufiger, wodurch die Tonusregulation erschwert wird und Bewegungsabläufe nicht ausreichend trainiert werden können. Die Tonuserhöhung hat weitere Auswirkungen auf die Extremitäten und somit auf die Feinmotorik. Die übermäßig zu stark oder zu schwach ankommenden Gleichgewichtssignale aus Umwelt und Körper werden von diesen Kindern außerdem über eine Fixierung der Okkulomotorik kompensiert. Vermehrte vestibulo-okkuläre Reaktionen können zu einer veränderten Visuomotorik führen und die freie Auge-Hand-Koordination einschränken, was die feinmotorischen Unsicherheiten begünstigt (Goddard Blythe 2009).

Kinder mit vestibulärer Unterempfindlichkeit hingegen reagieren mit verlangsamten oder fehlenden Stütz- und Gleichgewichtsreaktionen. Dabei sind zusätzlich eine mangelnde Gefahreneinschätzung, ein herabgesetztes Schmerzempfinden und ein erhöhter Bewegungsdrang beobachtbar. Die Konzentrationsfähigkeit leidet bei derartiger motorischer Unruhe. Nach Schaefgen (2007) werden die vestibulären Funktionsstörungen beim unterempfindlichen Kind durch unzureichende oder fehlerhafte Richtungsweisungen für Kopf- und Körpereinstellungen bei einem Fremd- und/oder Eigenreiz inhibiert. Dies entsteht, wenn die neuronale Information an Okkulomotorik und Nackenmuskulatur fehlgeleitet ist. Auch dadurch kann sich die Zielmotorik bei der Auge-Hand-Koordination nicht vollständig entwickeln. Durch die langsamen und fehlenden Gleichgewichtsreaktionen ist die angepasste motorische Haltereaktion der Kinder nicht entsprechend aufgebaut, was sich auf die Muskelspannung auswirken kann.

3.5 Bewegung

Der Begriff „Bewegung" wird in diesem Buch mit dem Begriff „Motorik" synonym verwandt. „Motorik" leitet sich von dem lateinischen Wort „movere" (dt.: bewegen) ab. Die Entwicklung der Bewegung steht in Abhängigkeit zur Reifung des zentralen Nervensystems. Bewegung, Wahrnehmung und Kognition entwickeln sich parallel und führen zu motorischen Fertigkeiten wie z. B. Laufen, Radfahren, Essen und Zähneputzen (Bader-Johansson 2000). Die Bewegung ist die Antwort auf alle Wahrnehmungen aus Körper und Umwelt (Schaefgen 2007). Entscheidend ist dabei, dass jede Bewegung einer Absicht bzw. Handlung dient, um daraus zu lernen.

Die Bewegungsentwicklung verläuft von proximal (= zum Körper hin) nach distal (= vom Körper weg). Morris/Klein (2001) beschreiben, dass der Säugling zunächst passive Stabilität erreicht, wenn er gehalten und getragen wird. Aus dieser passiven Stabilität sei er dann in der Lage, eine aktive Stabilität zu entwickeln, aus der er kontrollierte, dynamische und flexible Bewegungsabläufe initiieren kann. Der Säugling erfährt aus diesen Bewegungsabläufen heraus seine vier Körpermittellinien (vertikal, horizontal, zwei diagonal) und erarbeitet sich durch Gleichgewichtsverlagerung über die proximalen Gelenke eine sichere Körpermitte. In der sensomotorischen Entwicklungsphase lernt das Kind die Körpermittellinien im ganzen Körper kennen und so auch im Mundraum, was zu differenzierten Bewegungen führt (Morris/Klein 2001). Bauer (2006) geht davon aus, dass alle Entwicklungsschritte in der korrekten Reihenfolge hintereinander durchlaufen werden müssen. Dabei kommt es stärker auf die Qualität als auf die Quantität der Bewegungsabläufe an.

Diesen theoretischen Hintergrund macht sich z. B. Beatrice A. Padovan zunutze. In ihrem Therapiekonzept der „Neurofunktionellen Reorganisation“ bildet jede Entwicklungsphase die Basis für den folgenden Entwicklungsschritt. Es kommen dabei verschiedene Bewegungsübungen zum Einsatz, die der physiologischen Bewegungsentwicklung eines Kindes nachempfunden sind. Das heißt, das Kind kommt von der Rücken- in die Bauchlage und letztendlich über das Kriechen und Krabbeln in den Stand. Das Kind muss bei der Bewegung ein ausgewogenes Zusammenspiel von mobilen und stabilen Körperelementen einnehmen können. Dadurch können sich eine gute Feinabstimmung und Regelung in den Bewegungsabläufen und ein entsprechender Körpertonus entwickeln (Stemme/v. Eickstedt 1998). Tab. 3 zeigt die physiologischen Entwicklungsschritte nach Beigel (2004).

Tab. 3: Entwicklungsschritte nach Beigel (2004)

Alter	Bauchlage	Rückenlage	Greifentwicklung
Geburt bis 1. Lebensmonat	■ hebt den Kopf wiederholt für kurze Zeit, bewegt Beine unwillkürlich	■ zeigt Moro-Reflex ■ Kopf in Mittellage, Massenbewegung des Körpers	■ zeigt Hand-Greif-Reflex ■ Hände noch vorwiegend geschlossen
2. Lebensmonat	■ hebt den Kopf in der Mitte ca. 30 bis 45 Grad, Beugung der Beine lässt nach	■ erste Greifversuche	■ Hand wird häufiger geöffnet
3. Lebensmonat	■ Ellenbogen-Stütz, hebt und dreht den Kopf dabei	■ Hände und Füße spielen vor dem Körper	■ spielt mit Händen und betrachtet sie
4. Lebensmonat		■ Auge-Hand-Mund-Zusammenspiel ■ rollt zur Seite	■ gezieltes Greifen nur mit einer Hand, alles wird zum Mund geführt
5. Lebensmonat	■ hebt einen Arm beim Ellenbogen-Stütz mit gleichzeitiger Gleichgewichtsverlagerung zur Seite ■ dreht sich von einer auf die andere Seite	■ fängt an, sich zu drehen	■ Säugling greift über die Mittellinie, Wechselspiel beider Hände
6. Lebensmonat	■ stützt sich auf den geöffneten Händen ab, Ellenbogen sind gestreckt ■ dreht sich von Bauch- in Rückenlage	■ spielt mit den Füßen, dreht sich vom Rücken auf den Bauch	■ radiales Greifen (Gegenstand wird mit Hand ergriffen und wandert dann allmählich zu Mittelfinger und Daumen)

7. Lebensmonat	■ Hand-Oberschenkel-Stütz ■ verlagert Körpergewicht auf Oberschenkel ■ dreht sich aus der Bauchlage um die eigene Achse	■ Auge- Hand-Mund-Fuß- Zusammenspiel	■ radiales Greifen
8. Lebensmonat	■ Rocking-Bewegung im Vierfüßlerstand	■ spielt auf der Seite	■ greift mit Daumen und gestreckten Fingern
9. Lebensmonat	■ robbt, anfangs oft auch rückwärts	■ richtet sich aus der Seitlage zum Sitzen auf	■ öffnet die Hand und lässt los
10. Lebensmonat	■ Vierfüßlerstand und erstes koordiniertes Krabbeln	■ stellt ein Bein hoch, kommt in den Kniestand	■ Pinzettengriff (mit gestrecktem Zeigefinger und Daumen)
11. Lebensmonat	■ gut koordiniertes Krabbeln	■ Langsitz ■ steht und geht seitwärts mit Halt	■ Zangengriff (mit gebeugtem Zeigefinger und Daumen)
12. Lebensmonat	■ krabbelt über Hindernisse und über Stufen ■ Bärengang	■ sitzt frei ■ steht frei, erste Schritte	■ hält zwei Klötzchen in einer Hand
15. bis 18. Lebensmonat	■ sicherer Gang, geht rückwärts, klettert		■ spielt mit beiden Händen ■ malt im Pfötchengriff
2. Lebensjahr	■ rennt ■ beidbeiniges Hüpfen		
Mit 2½ Jahren	■ geht Treppen ■ fährt Dreirad		■ fängt einen Ball
3. Lebensjahr			■ klebt etwas auf
4. Lebensjahr			■ schneidet mit Schere
6. Lebensjahr			■ bindet Schuhe

Einfluss auf die Symptomkomplexe 1 und 2

Köckenberger (1996) sieht in der Bewegung die Basis für eine physiologische kindliche Entwicklung. Durch die Bewegung kann das Kind zudem wichtige Erfahrungen sammeln.

Einfluss auf den Symptomkomplex 1: Clausnitzer (2001) geht davon aus, dass Störungen in der Bewegung direkt oder unmittelbar als Ursache für myofunktionelle Probleme angesehen werden können. Erwerben Kinder während ihrer Bewegungsentwicklung aus der planen Ebene heraus zunächst laterale und anschließend rotatorische Bewegungen, werden sich diese Bewegungsabfolgen im mundmotorischen Bereich übertragen können, z. B. in Form von rotatorischen Kaubewegungen (Morris/Klein 2001). Wenn das Kind einen stabilen Körpermittelpunkt erreicht hat, von dem ausgehend freie ganzkörperliche Bewegungen erfolgen können, sind isolierte Bewegungen auch im mundmotorischen Bereich möglich. Der Körpermittelpunkt braucht nach Morris/Klein (2001) proximale Stabilität. So stellt der Kiefer z. B. die proximale Basis für die distalen orofazialen Muskeln wie Wangen, Lippen und Zunge dar. Auf diese Weise können alle Zungenfunktionen physiologisch und ohne Mitbewegung des Kiefers erfolgen. Dies wirkt kompensatorischen Verspannungen und dysgnathischen Veränderungen im Kieferbereich entgegen. Morris/Klein (2001) betonen weiterhin die Notwendigkeit von dissoziativen Bewegungsabläufen. Diese stellen in der kindlichen Entwicklung eine Schlüsselkompetenz dar, wenn grob-, fein- und mundmotorische Bewegungsabläufe ohne kompensatorische assoziative Mitbewegungen ablaufen. Kinder mit myofunktionellen Störungen haben durch die Einschränkung der freien Beweglichkeit im Kau- und Kieferbereich häufig Schwierigkeiten mit fein dosierten koartikulatorischen Bewegungen, die für eine altersgerechte Lautbildung nötig sind. Mannhard (2012) betont, dass nicht nur genaue Artikulationsbewegungen für die richtige Lautbildung wichtig sind, sondern auch die sensomotorische Empfindung der Sinnesreize im Mund entscheidend ist.

Einfluss auf den Symptomkomplex 2: Störungen in der Motorik können sich in grob- und feinmotorischen Defiziten beim Kind zeigen. Die frühe sensomotorische Entwicklungsreife von Mund und Hand integriert den Saug-Such-Reflex im ersten Trimester der Säuglingszeit. Dies schafft eine zunehmende Kontrolle über die Mundmuskeln und unterstützt die manuelle Geschicklichkeit (Beigel 2004).

Durch Bewegung lernt das Kind, sich über die körperliche Ebene zu erfahren und Dinge zu (be-)greifen. Somit stellt die Bewegung die Basis für das Handeln und Lernen dar. Aufmerksamkeit und Konzentration entwickeln sich, wenn Kinder lernen, über ihre Bewegung Dinge aus der Umwelt zu ordnen, zu werten und die Informationen zu speichern (Stemme / v. Eickstedt 1998).

3.6 Mundfunktion

Die Muskeln im orofazialen Bereich haben nach Fischer-Voosholz / Spenthof (2002) bestimmte Aufgaben und bilden gemeinsam das myofunktionelle Gleichgewicht. Dieses harmonische Muskelgleichgewicht ist die Voraussetzung für korrekte Zungenfunktionen und die physiologische Gebissentwicklung. Die Zunge steht mit ihren wichtigen Funktionen (Nahrungstransport, Geschmackswahrnehmung, Artikulation, Mimik) im Mittelpunkt des orofazialen Systems (Bigenzahn 1995).

Die physiologische Zungenruhelage ist eines der ersten und wichtigsten Ziele in der myofunktionellen Therapie. Dabei wird der vordere Teil der Zunge (mindestens 1/3) flächig an den vorderen harten Gaumen und das Zahnfleisch (Papilla incisiva) gelegt, die Zähne werden dabei nicht berührt. Der restliche Zungenkörper legt sich locker an den harten Gaumen an. Die Zahnreihen befinden sich in einer Ruheschwebe und sind leicht geöffnet, die Lippen sind locker geschlossen. Dadurch entsteht ein Unterdruck, der die Zungenruhelage am Gaumen erleichtert. Der Kinnmuskel (Musculus mentalis) und der Kaumuskel (Musculus masseter) sind inaktiv und in einem eutonen Zustand. Diese Zungenruhelage stellt die Basis für den physiologischen Schluckakt dar.

Nach Kittel (2011) gelingt das korrekte Schlucken dann, wenn sich die Zunge mit ihrem Vorderteil ab dem Alveolarrand an den harten Gaumen presst, dabei die Lippen locker geschlossen werden können und sich die Seitenzähne durch den Einsatz der Kaumuskulatur schließen. Der Schluckreflex wird ausgelöst, wenn der Zungenmittelteil an den harten Gaumen angesaugt werden kann und der hintere Anteil der Zunge sich gegen den weichen Gaumen drückt, um den Abschluss zum Nasen-Rachen-Raum zu gewährleisten. Die kompensatorische Anspannung des Kinnmuskels ist bei einem korrekten Schluckakt nicht zu beobachten.

Das Zungenband ist eine dünne Membran in der Symmetrieachse des Mundes. Es kann ein zu kurzes anteriores und/oder ein posteriores Zungenband vorliegen. Das sogenannte „anteriore Zungenband" reicht weit nach vorne bis zur Zungenspitze und kann eine herzförmige Zungenspitze verursachen. Die vorderen Laute können ggf. nicht korrekt gebildet werden und das Heben der Zungenspitze in die Zungenruhelage ist erschwert. Handelt es sich um ein zu kurzes posteriores Zungenband, kann die Zunge in der Mitte und im hinteren Bereich nicht angehoben werden, was oft zu artikulatorischen Schwierigkeiten bei Lauten der hinteren Artikulationszone führen kann. Neben den artikulatorischen Auffälligkeiten und möglichen Stillproblemen, verhindert ein zu kurzes Zungenbändchen die Reinigungsfunktion der Zunge, was zu Plaque und Karies führen kann. Nach Rösen (2019) entsteht die Trennung des Zungenbändchens durch einen gezielten Zelltod von Zunge und Mundboden während der embryonalen Entwicklung. Geschieht dies nicht, bleiben embryologische Gewebeüberreste auf der Mittellinie zwischen der Unterseite der Zunge und dem Mundboden bestehen. In einer Studie von Martinelli et al. (2014) wurde festgestellt, dass das Zungenband aus Typ1-Kollagen-Fasern besteht, die nur zu 3% dehnbar sind. Diese Erkenntnis ist interessant für die Effektivität isolierter Zungenübungen, die in einigen Therapiekonzepten zum Einsatz kommen.

Einfluss auf die Symptomkomplexe 1 und 2

Einfluss auf den Symptomkomplex 1: Eine unausgewogene Muskelbalance im Mund- und Gesichtsbereich führt zu Fehlentwicklungen in diesen Bereichen. Dabei stören z. B. bestimmte Lutschgewohnheiten die freie Beweglichkeit der Zunge, da jeder Gegenstand, der permanent über einen längeren Zeitraum im Mund gehalten wird, zu einer Fehlsteuerung der Zunge führt (Garliner 1989). Der Abbau oraler Habits begleitet die Wirksamkeit der myofunktionellen Therapie und stellt einen Schwerpunkt dar. Die Bewegungsgestaltung des Mundraumes braucht zahlreiche sensomotorische Integrationsprozesse, um sich entsprechend entwickeln zu können. Gelingt dieser Prozess, kann einer Beeinträchtigung von Form und Funktion entgegengewirkt werden (Broich 2009).

Mundmuskelübungen für die Lippen sollten in der myofunktionellen Therapie vielseitig zum Einsatz kommen, da sie neben dem Erwerb des Mundschlusses und der korrekten Zungenruhelage eine ausschlaggebende Wirkung auf die gesamte mimische Muskulatur haben (Kittel 2011). Kinder mit Zungenfehlfunktionen weisen speziell am Zungenmittelteil eine Tonusschwäche auf. Für einen korrekten Schluckablauf ist jedoch das Anheben und Ansaugen des ersten Zungendrittels und des Mittelteils Voraussetzung. Am Tag schluckt der Mensch zweimal und in der Nacht einmal pro Minute mit einer Kraft von je 1 bis 3 kg (Bondi 1994). Durch diese hohe Frequenz des Schluckaktes wirken enorme Belastungen, vor allem wenn das Schlucken nicht richtig funktioniert. Demzufolge begünstigt ein gestörtes Schluckmuster die Verformung von Kiefer und Gaumen (Castillo Morales 1998).

Einfluss auf den Symptomkomplex 2: Ein inkonsequenter Mundschluss kann zu einer geringen Körperspannung führen (Campiche Weber 2001). Umgekehrt stören grobmotorische Koordinationsprobleme mit Haltungsschwächen das funktionelle orofaziale Gleichgewicht. Verbesserungen in den Mundfunktionen fördern daher die Entwicklung feinmotorischer Fähigkeiten (Kittel 2011). Zusätzlich können gezielte mundmotorische Übungen den Saug-Such-Reflex integrieren (Beigel 2004). Muskelinsuffizienten in Kiefer- und Gesichtsbereich zeigen nicht nur Auswirkungen auf die gesamte Motorik, sondern sekundär auch auf die Konzentration und das Lernverhalten (Codoni 2009). Die erwähnte Sauerstoffunterversorgung bei Kindern mit Mundatmung erschwert zusätzlich die Konzentrationsfähigkeit bei alltäglichen und schulischen Anforderungen.

4 Praktische Umsetzung

4.1 Die Idee des Therapieansatzes

In Kapitel 3 wurden die theoretischen Zusammenhänge zwischen den einzelnen Symptomkomplexen und den Therapiebausteinen ausführlich erläutert. Welche Auswirkungen sollten diese Erkenntnisse auf die Therapie haben? Was unterscheidet MyoMot von den anderen Therapiekonzepten, und was genau ist dabei anders?

In einigen Therapiekonzepten sind bereits senso- und neuromotorische Therapieelemente integriert. Diese Konzepte sind jedoch ursprünglich nicht störungsspezifisch für myofunktionelle Störungen konzipiert worden (z. B. Sensorische Integration nach Dr. Jean Ayres oder Regulationstherapie nach Castillo Morales), sodass sie in der Therapie von myofunktionellen Störungen allein oft nicht genügen, um dem komplexen Störungsbild ganzheitlich begegnen zu können. Dies ist auch der Grund, warum sich viele Therapeutinnen und Therapeuten im Berufsalltag verschiedener Therapiekonzepte bedienen bzw. eigene Übungen und Spiele entwickeln, um adäquat auf die Bedürfnisse ihrer Patientinnen und Patienten eingehen zu können (Eifler / Wittich 2012). Wir wollten uns von den reinen Mundfunktionsprogrammen wie dem „Funktionellen Mundprogramm" (Schuster 2011) oder der „Neurofunktions!therapie" (Rogge 2014) abgrenzen und kein neues Programm mit viel Myo-Material konzipieren. Uns ist es wichtig, dass die Therapeutin oder der Therapeut mit ihrem bzw. seinem theoretischen Wissen die Komplexität und die Dysbalance der zu behandelnden Person erfasst, um dann patientenorientiert die Therapie planen zu können. Dabei soll die Therapie nicht als „Training" verstanden werden, sondern das Kind sollte durch Erfahrungen seine Strategien und Muster ändern können. Durch die Arbeit mit Kontrasten während der Therapie kann das Kind erfahren, wie sich der Körpertonus in Abhängigkeit zur

Mundstellung verändern oder wie es durch die Veränderung der Bewegungsqualität die Zungenruhelage präziser halten kann (Mund auf/zu, schnell/langsam etc.). Dadurch wollen wir die Motivation des Kindes steigern und den Transfer langfristig sichern. Wir haben die Erfahrung gemacht, dass Veränderungen leichter sind, wenn das Kind selbst bemerkt, dass es durch bestimmte Verhaltensänderungen zu einem positiven Ergebnis gelangt. Viele Therapeutinnen und Therapeuten arbeiten schon multimodal und klientenzentriert und bedienen sich verschiedener Konzepte. MyoMot soll die Therapeutin oder den Therapeuten genau darin bestärken und einen möglichen Weg aufzeigen, auch andere Elemente (z. B. Rollbrett, Schwungtuch, Strohhalme) spielerisch in der Therapie einzusetzen.

4.2 Therapieaufbau

MyoMot wurde für Kinder ab dem 4. Lebensjahr entwickelt. Die Therapieplanung und Schwerpunktsetzung richten sich nach den Ergebnissen der Diagnostik. Eine Therapiestunde sollte individuell auf das Kind und seine aktuelle Tagesverfassung und -stimmung angepasst werden. Jede Stunde beginnt mit einem Ritual aus dem Therapiebereich „Vorübung“, um dem Kind die Möglichkeit zu geben anzukommen, und die Stimmungslage des Kindes zu erfassen. Haben Sie keine Scheu, auch bei älteren Kindern und Jugendlichen bestimmte Rituale einzusetzen. Rituale geben Sicherheit, schaffen Vertrauen und helfen, die Therapiestunde zu strukturieren. Nach der Vorübung folgen, je nach Schwerpunktsetzung der Therapie, ein oder zwei Übungen aus den anderen Therapiebereichen. Bereits bekannte mundmotorische Übungen, z. B. das Ansaugen der Zunge am Gaumen, Schnalzen oder auch Puste- oder Ansaugübungen, werden zwischendurch angeboten und mit den anderen Spielen verknüpft. Ein Abschlussspiel und die Besprechung des Wochenplanes runden die Stunde ab. Eine Übung kann in mehreren Therapiestunden in abgewandelter Form (siehe unter „Varianten“) durchgeführt werden. Dies gibt dem Kind die Möglichkeit, seine eigenen Fortschritte zu erkennen und seine Fertigkeiten zu steigern.

Jedes Kind ist anders und zeigt individuelle Auffälligkeiten in den beiden Symptomkomplexen. Deshalb sollte die Therapeutin oder der Therapeut in der Lage sein, die Übungen und Schwerpunkte herauszusuchen, die für das Kind mit seinen momentanen Fähigkeiten angemessen sind. Einige Kinder brauchen mehr Zeit, anderen Kindern fällt es leichter, und sie können sofort bestimmte Mundfunktionsübungen in der Bewegung ausüben.

Wichtig bei MyoMot ist die Arbeit mit Kontrasten. Das Kind soll Erfahrungen sammeln, wie sich etwas leichter oder schwerer anfühlt und was schon kleine Veränderungen (z. B. in der Haltung) mit der Zunge machen. Die einzelnen mundmotorischen Übungen werden deshalb nie losgelöst vom Körper betrachtet, sondern immer durch die „Vorher-nachher"-Betrachtung gemeinsam mit der Therapeutin oder dem Therapeuten analysiert. Die einzelnen Mundfunktionen (z. B. Ansaugen) werden zunächst im Sitzen erarbeitet, dabei wird immer auf die posturale Kontrolle und Aufrichtung geachtet. Im Verlauf der Therapie kommen andere Elemente hinzu, damit die Übungen erweitert und variiert werden. Gelingt dem Kind die Segelübung (= Zunge an Gaumen ansaugen) auf dem Hocker gut, bemerkt es in der „Zwergenhaltung" (= schlaffe Körperhaltung, offener Mund), dass das Ansaugen der Zunge viel anstrengender ist.

Die Übungssammlung ist wie folgt aufgebaut:

- **Therapieziel:** Es werden das Therapieziel und die Schwerpunkte der Übung beschrieben. Zudem wird aufgelistet, welchen Einfluss die Übung auf andere Bereiche hat. Die Therapeutin oder der Therapeut kann sich so zielgerichtet Übungen für die nächste Stunde heraussuchen.
- **Dauer:** Es wird eine ungefähre Zeitangabe für das Spiel gegeben. Durch verschiedene Einflussfaktoren, wie die Stimmung des Kindes, Abwandlungen des Spieles, kann die Dauer ggf. variieren.
- **Material / Alternativen:** Für eine optimale Vorbereitung werden die benötigten Materialien aufgelistet. Da nicht jede Praxis z. B. über ein Rollbrett oder ein Schwungtuch verfügt, werden auch Alternativen angeboten.

- **Vorübung:** Es werden ein oder zwei Spiele vorgeschlagen. Es können aber auch andere Spiele aus dem Therapiebaustein „Vorübung" gewählt werden. In erster Linie geht es darum, das Körperbewusstsein zu wecken und das Kind für die Übung und mögliche Veränderungen vorzubereiten bzw. ein Begrüßungsritual für jede Stunde einzuführen.
- **Durchführung:** Es wird die Übungsdurchführung erläutert. Dabei werden Hinweise gegeben, worauf die Therapeutin oder der Therapeut bei der Durchführung achten sollte.
- **Varianten:** Nicht jedem Kind gelingt die Ausführung der Übungen gleich gut. Es können andere Varianten durchgeführt werden, um die Übung zu erleichtern oder ggf. anspruchsvoller zu gestalten. Durch das Hinzufügen von anderen Elementen, z. B. auf dem Rollbrett, im Liegen kommen koordinative Anforderungen hinzu. Hier ist der Fokus nicht mehr allein auf den Mund gerichtet, sondern das Kind muss nun in der Lage sein, auch die Elemente „Gleichgewicht" und „Bewegung" mit in die Durchführung einzubeziehen.
- **Fehlerquellen und Kontraindikation:** Nicht jedes Spiel ist für jedes Kind geeignet. Manchmal gibt es z. B. Kinder, die sehr stark auf bestimmte Reize reagieren. Daher sollte die Therapeutin oder der Therapeut die Auswahl der Übungen feinfühlig vornehmen. In diesem Abschnitt werden mögliche Fehlerquellen und Kontraindikationen genannt, auf die die Therapeutin oder der Therapeut bei der Durchführung achten sollte.
- **Lösungen:** Um die Übung an die Fähigkeiten und Fertigkeiten des Kindes anzupassen, werden hier mögliche Lösungen angeboten. Ein Kind mit einer taktilen Überempfindlichkeit kann sich z. B. leichter auf das Spiel einlassen, wenn es die Augen geöffnet lassen kann und die Stimulationen eindeutig und fest gegeben werden.

5 Anamnese und Befund

5.1 Aufbau des Anamnese- und Befundbogens

Im logopädischen Alltag gibt es mittlerweile eine Vielzahl von unterschiedlichen Diagnostik- und Screeninginstrumenten, mit denen die sprachlichen Kompetenzen des Kindes untersucht werden. Für das Störungsbild der myofunktionellen Störungen stehen bisher nur Screeningbögen zur Verfügung, um zumeist die Mundfunktionen und Schluckfähigkeiten des Kindes zu untersuchen (Kahl-Nieke / Drescher 2008).

Um die Zusammenhänge zwischen den Symptomkomplexen 1 und 2 in der anschließenden Therapie wirkungsvoll verknüpfen zu können, bedarf es einer umfassenden Diagnostik, die sowohl die Symptome von Symptomkomplex 1 als auch von Symptomkomplex 2 erfasst. Der Anamnese- und Befundbogen (Abb. 9) besteht aus mehreren Teilen und ergibt, wie bei einem Puzzle, am Ende einen Überblick über die sensomotorischen Fähigkeiten des Kindes. Neben der klassischen Überprüfung der Mundfunktion (z. B. Lippen- und Zungenbewegungen) finden sich auch Beobachtungsitems aus der Sensorischen Integrationstherapie, die die Symptome aus dem Symptomkomplex 2 erfassen.

Der Anamnese- und Befundbogen steht als Online-Zusatzmaterial zur Verfügung.

MyoMot – *Anamnese und Befund*

Allgemein

Name: ______________________________

☐ Erstbefund ☐ Kontrolle Alter: __________ Datum: __________

Grund der Vorstellung / Ärztliche Diagnose

Auffälligkeiten aus Sicht der Eltern

Seit wann?

Medizin

Schwangerschaft
☐ unauffällig ☐ Unfälle ☐ Liegen/Ruhen ☐ Rauchen/Alkohol ☐ Blutungen ☐ Medikamente ☐ psych. Belastungen ☐ Schwangerschaftsdiabetes

Sonstiges: ______________________________

Geburt
☐ unauffällig ☐ Einleitung ☐ PDA/Narkose ☐ Lageanomalien ☐ Sektio ☐ Frühgeburt ☐ Dauer: ☐ Inkubator

Schwangerschaftswoche: __________ Größe: __________ Gewicht: __________

Bisherige Erkrankungen
☐ unauffällig ☐ Bronchitis/Lungenentzündung Häufigkeit: __________
☐ Allergien:
☐ Lebensmittelunverträglichkeit:

Sonstiges: ______________________________

Chronische Erkrankungen Medikamente:

Unfälle / Krankenhausaufenthalte

HNO-Bereich
☐ unauffällig letzte Hörpfüfung: Röhrchen: ☐ rechts ☐ links: wann: __________

Hörgeräte: ______________________________

☐ häufig Mittelohrentzündungen ☐ häufig Paukenergüsse
☐ häufig Infekte ☐ Stimmauffälligkeiten (heiser, laut, hoch, tief)

Symptomkomplex 1

Ernährung / orofazial

Säuglingsernährung
☐ gestillt wie lange: __________ Dauer einer Mahlzeit: __________
☐ nein warum nicht: __________ Wie oft am Tag gestillt? __________

Schwierigkeiten: ______________________________

Flasche __________ Beikost __________

Saugertyp: __________ ☐ Saugloch vergrößert? Beginn: __________

Welche Mahlzeiten:Probleme beim Übergang: ______________________________

Aktuelle Ernährung
☐ unauffällig ☐ weich ☐ hart ☐ breiig ☐ kalt ☐ süß
☐ kaut ungern ☐ isst schnell ☐ isst langsam ☐ mäkelig ☐ Mund offen
☐ würgt ☐ erbricht ☐ schluckt große Bissen runter

☐ Flasche Welche Mahlzeiten: ______________________________

Lieblingsessen: ______________________________

Orale Habits

Säugling/Kleinkind
☐ Daumen ☐ Nuckel ☐ Sprechen mit Nuckel *wann:* __________
☐ Nägelkauen ☐ Lippenbeißen ☐ Zähneknirschen *wie oft / wie lange:* __________

Sonstiges: ______________________________

Aktuelle orale Habits: ______________________________

Dysgnathien

Gaumen: ☐ unauffällig ☐ hoher spitzer Gaumen ☐ schmaler Gaumen
☐ stark ausgeprägte Gaumenfalten
Gaumensegel: ☐ unauffällig ☐ Verziehung der Raphe nach: ☐ rechts ☐ links
Kiefer: ☐ unauffällig ☐ Kreuzbiss ☐ Distalbiss/Rückbiss
☐ Tiefbiss ☐ offener Biss ☐ Mesialbiss/Vorbiss
Zähne: ☐ Milchgebiss ☐ Wechselgebiss ☐ lückenhaft ☐ Engstand
Zahnfleisch: ☐ gerötet/entzündet ☐ kariös

Kieferorthopädisches Gerät: ____

Artikulationsstörung

☐ unauffällig
☐ Sigmatismus: ☐ interdentalis ☐ addentalis ☐ lateralis
☐ Schetismus ☐ Kappazismus ☐ Chetismus

Sonstiges: ____

Sprachentwicklung:
☐ unauffällig ☐ verzögert
erste Wörter: ____
Auffälligkeiten: ____

offene Mundhaltung

Ruhebeobachtung
Gesicht: ☐ symmetrisch ☐ asymmetrisch: ☐ rechts ☐ links
Wangentonus: ☐ euton ☐ hyperton ☐ hypoton
Mundschluss: ☐ vorhanden ☐ inkonstant ☐ nicht vorhanden
Lippentonus: ☐ euton ☐ hyperton ☐ hypoton M. mentalis ☐ entspannt ☐ hyperaktiv
☐ Oberlippe symmetrisch/asymmetrisch ☐ Unterlippe symmetrisch/asymmetrisch
Lippenstruktur: ☐ unauffällig ☐ rau/trocken ☐ gerötet ☐ **verkürztes Lippenbändchen**
☐ rissig ☐ entzündet ☐ Rhagaden
Speichelfluss: ☐ unauffällig ☐ vermehrt ☐ stark Anzahl der Lätzchen pro Tag: ____
Eigenwahrnehmung zum Speichel: ☐ gut ☐ gelegentlich ☐ nie

Durchführung Lippen	+	~	–
Lippen spitzen			
Lippen breit ziehen			
breit/spitz im Wechsel			
Wangen aufblasen			
Wangen einziehen			
OL über UL			
UL über OL			

Atmung
☐ unauffällig
Atemweg: ☐ Nasenatmung ☐ Mundatmung ☐ wechselnd
Mund geschlossen: ☐ tagsüber ☐ nachts
Mund geöffnet: ☐ tagsüber ☐ nachts
☐ Schnarchen
Atemtyp: ☐ costo-abdominal ☐ thorakal-clavicular ☐ wechselnd

Zungenfehlfunktionen

Ruhebeobachtung
ZRL: ☐ physiologisch ☐ rückverlagert: ☐ Protrusion ☐ interdental ☐ addental
Zungentonus: ☐ euton ☐ hyperton ☐ hypoton ☐ Hyperkinesen
☐ Eindrücke der Zähne an den Rändern ☐ **verkürztes Zungenbändchen**
☐ posterior ☐ anterior

Strukturveränderungen: ____

Durchführung Zunge	+	~	–
rausstrecken und halten			
Zungenkompass			
Wangenbohrer			
Zungensegel			
Schnalzen			
Ei im Nest			

Beobachtungen bei der Durchführung
☐ unauffällig ☐ Kiefermitbewegungen: ☐ stark ☐ schwach
Stereognose
☐ sicher ☐ unsicher ☐ wechselnd ☐ nicht möglich

Schlucküberprüfung

Speichel ☐ unauffällig ☐ Zungenprotrusion ☐ offener Mund
Flüssigkeit: ☐ unauffällig ☐ Zungenprotrusion ☐ offener Mund ☐ Anspannung m. mentalis
beim Essen: ☐ unauffällig ☐ Zungenprotrusion ☐ offener Mund ☐ Anspannung m. mentalis
☐ Abbeißen seitliche ☐ Abbeißen frontal

Weitere Beobachtungen:
____
____
____
____

Symptomkomplex 2

Motorik

Motorische Entwicklung

Bauchlage als Säugling: ☐ möglich ☐ nicht gemocht ☐ Lieblingsseite: ________ ☐ Osteopathie ☐ Physiotherapie

Drehen *(6. LM)*: ____________ Sitzen *(9. LM)*: ____________ Kriechen *(7. LM)*: ____________

Krabbeln *(10. LM)*: ____________ Laufen *(12. LM)*: ____________

Gesamtkörpertonus: ☐ euton ☐ hyperton ☐ hypoton ☐ wechselnd

☐ bewegungsfreudig ☐ ungeschickt/tollpatschig ☐ häufiges Stolpern ☐ ängstlich ☐ mutig

☐ ist ständig in Bewegung ☐ Angst vor Schaukel/Karussell

☐ Treppensteigen im Wechselschritt/Nachstellschritt ☐ Zehenspitzengang

☐ Laufrad/Roller/Dreirad/Fahrrad ☐ kann Schwimmen

Händigkeit

☐ rechts ☐ links ☐ wechselnd ☐ noch nicht ausgeprägt

Feinmotorik

☐ geschickt ☐ ungeschickt ☐ basteln/malen: ☐ gern ☐ ungern ☐ kann schneiden ☐ kann puzzeln

Reflexe - Restreaktionen ◯◯◯

	integriert	Restreaktionen
Moro-Reflex		
Saug-Such-Reflex		
Palmar Reflex		
Plantar Reflex		
TLR vorwärts		
TLR rückwärts		
ATNR		
Spinaler Galant-Reflex		
STNR		

Taktile Wahrnehmung ◯◯◯

☐ unauffällig

☐ überempfindlich ☐ unterempfindlich

Tastlokalisation

☐ genau ☐ ungenau

Hautzeichnung auf dem Rücken *(Punkt, Strich, Dreieck, Kreis, Viereck)*

☐ genau ☐ ungenau

haptische Formwahrnehmung

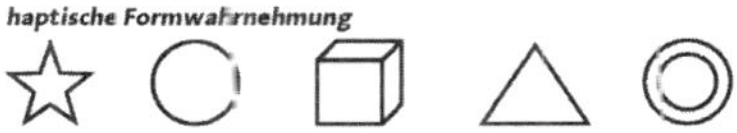

☐ genau ☐ ungenau

Reflexe - Tonusregulation ◯◯◯

Tonus in der Untersuchung

☐ euton ☐ hyperton ☐ hypoton

☐ wechselnd ☐ Schultern oben

Rumpf

☐ Rundrücken ☐ Hohlkreuz ☐ Skoliose

Rumpfaufrichtung

☐ in Ruhe vorhanden ☐ nach Aufforderung mgl.

Rumpfstabilität/Felsenhaltung

☐ möglich ☐ instabil ☐ nicht möglich

Gleichgewicht - Bewegung ◯◯◯

Durchführung

Zehenspitzengang: ☐ mgl. ☐ Tonuserhöhung ☐ Mitbewegungen

Fersengang: ☐ mgl. ☐ Tonuserhöhung ☐ Mitbewegungen

Wechselschritt: ☐ mgl. ☐ Tonuserhöhung ☐ Mitbewegungen

Balancieren

☐ vorwärts/rückwärts möglich ☐ nicht möglich

☐ vestibulär unsicher ☐ Mitbewegungen

☐ häufiges Kippen ☐ Tonuserhöhung

Einbeinstand nach Schrager

☐ möglich ☐ unsicher ☐ nicht möglich Sek.: ________

2 Jahre: 3 Sek. / 3,6–4 Jahre: 8 Sek. / 6 Jahre: 10 Sek. / 8 Jahre: 30 Sek.

Hüpfen *(monopedal)*

☐ rechts/links möglich ☐ nicht möglich

☐ vestibulär unsicher ☐ Mitbewegungen

☐ häufiges Kippen ☐ Tonuserhöhung

Halte- und Stellreaktionen *(Rollen, Kriechen, Krabbeln, parachute Abstützreaktionen, Paket, Flugzeug)*

Rollen: ☐ flüssig ☐ en Block

Kriechen: ☐ reziprok ☐ homolateral

dominant: ☐ Oberkörper ☐ Unterkörper

Krabbeln: ☐ reziprok ☐ homolateral

☐ Hände gefaustet ☐ Füße angehoben

Parachute Abstützreaktionen:

seitlich: ☐ beidseitig vorhanden nur: ☐ re ☐ li ☐ keine

frontal: ☐ Handstütz vorhanden ☐ verzögert ☐ keine

Paket: ☐ möglich ☐ unsicher ☐ nicht möglich

Flugzeug: ☐ möglich ☐ unsicher ☐ nicht möglich

Feinmotorik ◯◯◯

Finger-Daumen Opposition

☐ rechts/links möglich ☐ beidhändig möglich

☐ unflüssig ☐ gestörte Reihenfolge

☐ Mitbewegungen

Babkin-Reaktion: ☐ ja ☐ nein

„Papiertest“:

1. Papier zerreißen
2. Papierkügelchen formen
3. Papierkügelchen glattstreichen
4. Schraubglas öffnen

☐ Pinzettengriff ☐ Zangengriff radiales Greifen: ☐ ja ☐ nein

Babkin-Reaktion: ☐ ja ☐ nein

Kraftdosierung: ☐ euton ☐ hyperton ☐ hypoton

Konzentration ◯◯◯

☐ gut ☐ wechselnd ☐ gering ☐ schnell abgelenkt

Sonstige Beobachtungen:

Abb. 9: Anamnese- und Befundbogen bei myofunktionellen Störungen

In dem Bogen sind die Anamnese sowie die Befunderhebung auf drei Blättern zusammengefasst. Die Symptomkomplexe 1 und 2 werden durch anamnestische Fragen und verschiedene Übungen / Beobachtungen erfragt und überprüft. Die Fragen an die Bezugspersonen sind dabei grau, die Beobachtungen der Therapeutin oder des Therapeuten sowie die Übungen zur Überprüfung mit keiner Farbe unterlegt. Die anamnestischen Fragen beinhalten alle Themenbereiche, die einen Einblick in die sensorische, motorische und orofaziale Entwicklung des Kindes geben. Der Fragebogen umfasst zusätzlich auch Fragen, die in einem normalen logopädischen Anamnesegespräch gestellt werden, und kann daher auch für andere Störungsbilder (z. B. Sprachentwicklungsstörungen, Dyslalien) eingesetzt werden. Ein ausführliches Anamnesegespräch stellt ein wichtiges Fundament für die spätere Therapieplanung und -schwerpunktsetzung dar. Die Eltern können am besten einschätzen, welche Stärken und Schwächen ihr Kind im Alltag zeigt und wie es auf verschiedene sensorische Reize reagiert und diese verarbeiten kann. Zum Beispiel: Schaukelt es gerne auf dem Spielplatz (vestibuläre Informationen), wie reagiert es beim Eincremen (taktile und propriozeptive Informationen), hört es, wenn man es ruft (auditive Verarbeitung)? Hier können Informationen darüber erhoben werden, ob das Kind Reize sucht oder eher im Alltag vermeidet. Eine alleinige Testsituation und die unbekannte Umgebung im Therapieraum können das Kind in seinen Fähigkeiten hemmen und das Bild verzerren. Daher sollten die Beobachtungen / Ergebnisse mit den Eltern besprochen und ggf. einige Testitems zu einem späteren Zeitpunkt wiederholt werden.

Die Fragen sind nicht ausformuliert und sollen offen gestellt werden (z. B. „Wie wurde Ihr Kind nach der Geburt ernährt?“). Es gibt verschiedene Antwortmöglichkeiten zum Ankreuzen, die aber auch entsprechend ergänzt werden können. Wichtig ist, die Antworten der Eltern nicht zu bewerten und offen / zugewandt das Gespräch zu führen. Zwischendurch und vor allem am Ende sollten die Eltern die Möglichkeit erhalten, Fragen zu stellen und ihre Wünsche und Ziele zu formulieren.

5.2 Befunderhebung der Symptomkomplexe

Bei der Befunderhebung des Symptomkomplexes 1 handelt es sich um die „klassischen“ Überprüfungen der mundmotorischen Fähigkeiten, sie werden in diesem Buch daher nicht genauer beschrieben. Damit die Therapeutin oder der Therapeut die Auffälligkeiten in dem Symptomkomplex 2 richtig erfassen kann, werden im Folgenden die Durchführung einzelner Unterpunkte des Befundes beschrieben und mögliche Restreaktionen und Unsicherheiten aufgelistet. Die Durchführung erfolgt in Anlehnung an die gezielten Beobachtungen der Sensorischen Integrationstherapie nach Jean Ayres und INPP (Institut für Neuro-Physiologische Psychologie – Methode der neuromotorischen Entwicklungsförderung). Es hat sich gezeigt, dass die Dokumentation mit der Kamera sinnvoll ist, um im Anschluss genauer mögliche Unsicherheiten oder Restreaktionen beobachten bzw. den Eltern anhand von Videobeispielen Zusammenhänge erklären zu können. Achtung: Die Eltern müssen der Videoaufnahme vorher schriftlich zustimmen!

Die untersuchende Person gibt zunächst die verbale Anweisung zur Durchführung der einzelnen Items. Sollte das Kind nicht reagieren bzw. eine falsche Ausgangsstellung einnehmen, macht die untersuchende Person die Ausgangsstellung vor und bittet das Kind, ihr bzw. ihm diese nachzumachen. Sollte auch dies nicht funktionieren, kann die untersuchende Person das Kind in die Ausgangsstellung bringen. Dies kann bereits Hinweise auf die Körperwahrnehmung des Kindes geben und sollte auf dem Befundbogen vermerkt werden.

Material: Zur Überprüfung des Symptomkomplexes 2 werden folgende Materialien benötigt:

- feste Matte, darf nicht allzu sehr nachgeben
- Seil, evtl. Kreppklebestreifen
- evtl. Stoppuhr
- Stift und Papier bzw. Befundbogen
- Videokamera für eine genauere Dokumentation

5.2.1 Überprüfung der Reflexe

Moro-Reflex: allgemeine Beobachtungen im Therapieverlauf:

- Das Kind zeigt eine erhöhte Sensibilität und Überreaktionen auf unerwartete plötzliche Reize (z. B. bei Gleichgewichtsverlust oder plötzlichem akustischen Signal).
- Das Kind ist impulsiv oder zeigt unangemessenes Verhalten („Flight or Fight").

Saug-Reflex: Die untersuchende Person streicht mit leichtem Druck am Philtrum (vertikale Rinne von der Nase bis zur Mitte der Oberlippe) von oben nach unten entlang.

Beobachtbare Restreaktionen:

- Die Oberlippe schürzt sich.
- Der Mund öffnet sich.

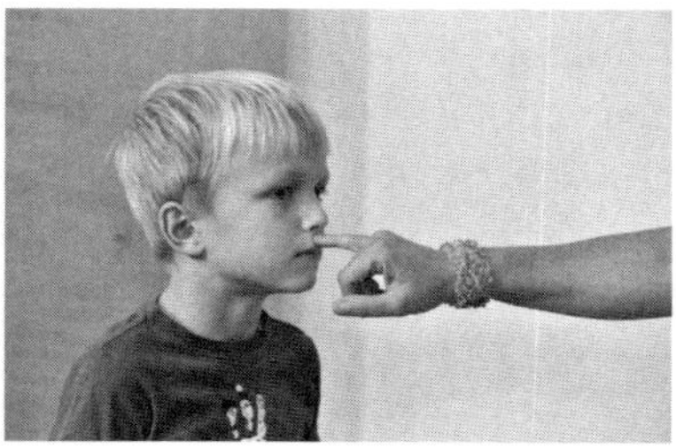

Abb. 10: Überprüfung Saugreflex

Such-Reflex: Die untersuchende Person streicht mit leichtem Druck rechts und links vom Nasenflügel zum Mundwinkel hinab. Anschließend streicht sie oder er mit leichtem Druck vom Kiefergelenk zum Mundwinkel entlang.

Beobachtbare Restreaktionen:

- Das Kind bewegt leicht den Kopf zum Stimulus.
- Der Mundwinkel zuckt, das Kind zeigt Missfallen.

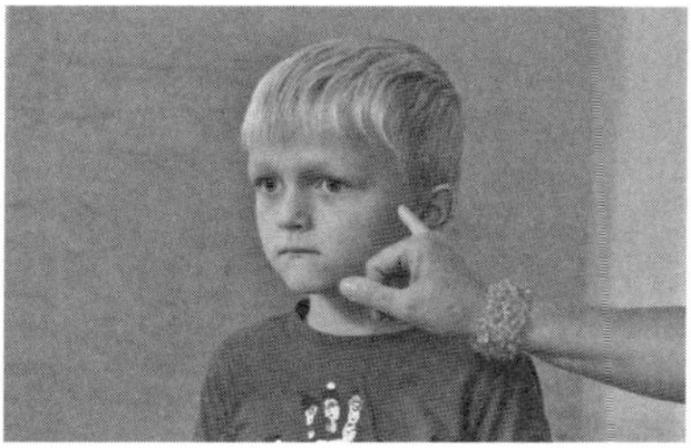

Abb. 11: Überprüfung Suchreflex

Palmar-Reflex: Das Kind steht locker aufrecht. Es streckt eine Hand mit der Handfläche nach oben und angewinkeltem Arm. Die Füße stehen nebeneinander. Die untersuchende Person streicht vom Handballen entlang zu den Fingern hoch und vom kleinen Finger zum Daumen. Das Kind soll den Arm erst wieder locker nach unten hängen lassen, wenn die untersuchende Person dazu das Kommando gibt.

Beobachtbare Restreaktionen:

- Die Finger zucken oder rollen sich ein, schon beim Bestreichen der Handinnenfläche.
- Das Kind reibt die Hand (z. B. am Hosenbein) ab, es zeigt Missfallen, manchmal auch Minuten später.

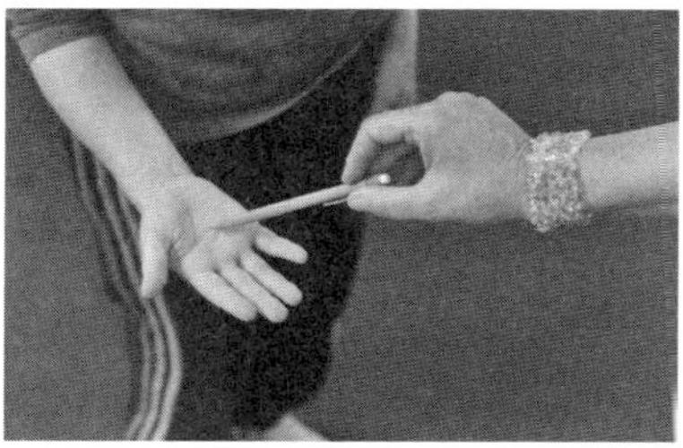

Abb. 12: Überprüfung Palmar-Reflex

Plantar-Reflex: Das Kind liegt in Rückenlage auf einer Matte. Die untersuchende Person drückt mit Daumen oder gestrecktem Zeigefinger mit kräftigem Druck unterhalb des Fußballens.

Beobachtbare Restreaktionen:

- Greiftendenz der Zehen, deutliches Krümmen der Zehen

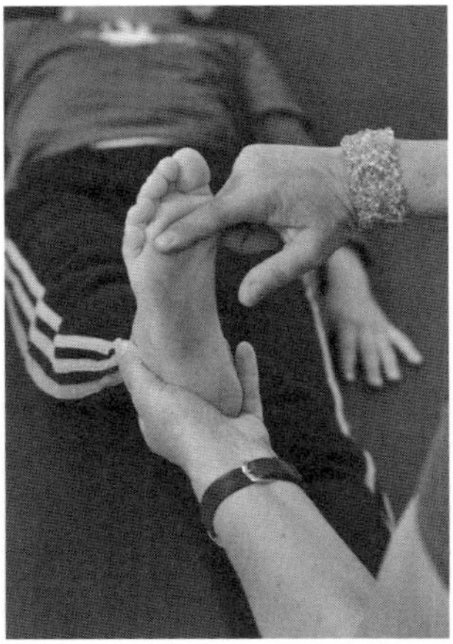

Abb. 13: Überprüfung Plantar-Reflex

Tonischer Labyrinthreflex rückwärts/vorwärts (TLR r/v): Das Kind steht barfuß, die Augen sind geschlossen. Es soll den Kopf langsam nach hinten bewegen, dann nach vorn und jeweils 8 Sekunden halten. Dabei sollte es still stehen bleiben und sich möglichst nicht bewegen. Wiederholung: vier Mal im Wechsel zurück und vor.

Beobachtbare Restreaktionen:

- Das Kind zeigt Ausgleichsbewegungen, einen sichtbaren Gleichgewichtsverlust.
- Die Körperhaltung ändert sich durch Kopfbewegung.
  - Rückwärts: Der Körper geht in die Streckung. Es gibt eine Strecktendenz in den Händen und Beinen.

- Vorwärts: Der Körper sackt zusammen bei der Kopfbewegung nach vorn. Ein Tonusverlust am Körper und an den Gliedmaßen ist erkennbar.

Asymmetrisch tonischer Nackenreflex (ATNR): Das Kind steht im Vierfüßlerstand. Die Arme sind dabei leicht gebeugt, die Hände liegen flach auf dem Boden, die Füße liegen flach auf, die Zehen sind nicht aufgestellt. Die untersuchende Person fordert das Kind auf, den Kopf nach links und nach rechts zu drehen (ggf. kann die untersuchende Person beim Kopfdrehen helfen oder mit dem Finger in die entsprechende Richtung schnipsen, sie oder er lässt das Kind in die gewünschte Richtung schauen).

Beobachtbare Restreaktionen:

- Zittern/Einknicken des entgegengesetzten Ellenbogens
- Rotation des Rumpfes
- Unruhe des Kindes
- Gleichgewichtsverlust

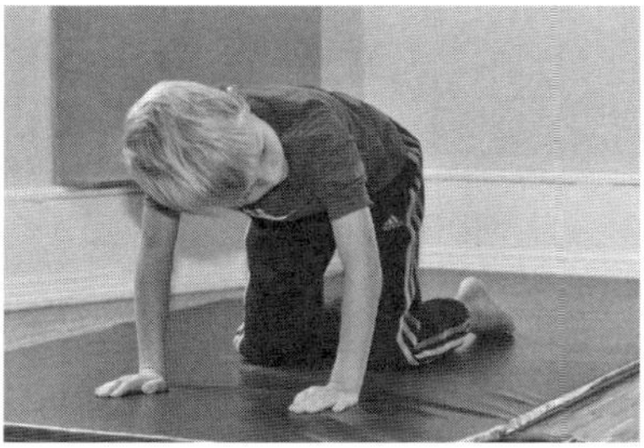

Abb. 14: Überprüfung Asymmetrisch tonischer Nackenreflex

Spinaler Galant-Reflex (SGR): Das Kind steht im Vierfüßlerstand. Die untersuchende Person streicht mit einem Finger oder Pinsel schnell auf der Haut vom mittleren Rücken hinab zur Kreuzbeinregion (ca. einen Daumen breit rechts und links entlang der Wirbelsäule).

Beobachtbare Restreaktionen:

- einseitige Hüftrotation auf der stimulierten Seite
- Wegbiegen des Körpers in die entgegengesetzte Richtung

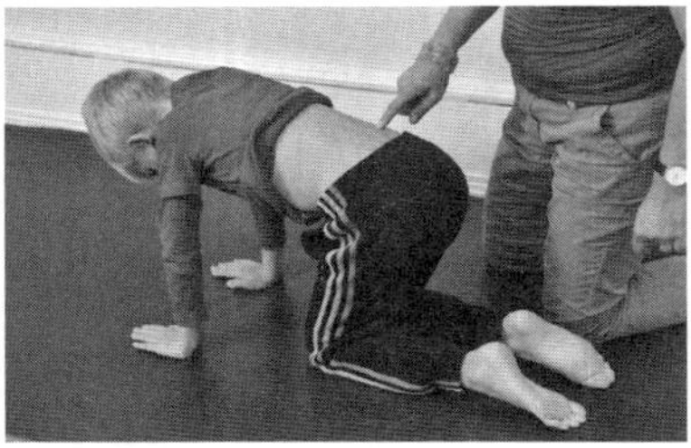

Abb. 15: Überprüfung Spinaler Galant-Reflex

Symmetrisch tonischer Nackenreflex (STNR): Das Kind steht im Vierfüßlerstand. Die Arme sind dabei leicht gebeugt, die Hände liegen flach auf dem Boden, die Füße liegen flach auf, die Zehen sind nicht aufgestellt. Die untersuchende Person fordert das Kind auf, einmal zur Decke und anschließend zu den Knien/bis zum Bauchnabel zu schauen. Das Kind soll jeweils 5 bis 8 Sekunden in jeder Position verharren, damit eine eventuelle Reaktion beobachtet werden kann.

Beobachtbare Restreaktionen:

- Das Kind ist instabil, die Hüfte wackelt.
- Der Kopf bewegt sich wenig oder übermäßig viel.
- Das Kind geht in den Fersensitz.
- Die Hüfte beugt sich, Knie heben sich vom Boden (Bärengang).
- Die Handflächen heben sich vom Boden ab, überkreuzen sich, die Arme werden gebeugt.
- Die Füße heben sich vom Boden ab.

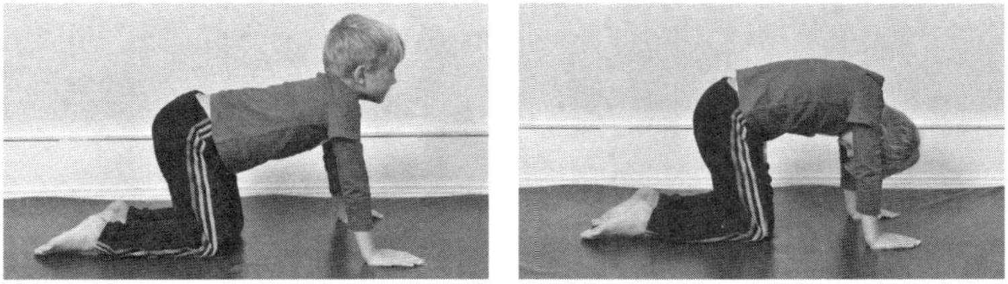

Abb. 16: Überprüfung Symmetrisch tonischer Nackenreflex

5.2.2 Überprüfung von Gleichgewicht und Bewegung

Gangbild: Das Kind soll im Zehenspitzengang, im Fersengang und im normalen Wechselschritt eine bestimmte Strecke (z. B. entlang eines Kreppklebestreifens) durch das Zimmer laufen (min. 15 Schritte).

Beobachtbare Auffälligkeiten:

- Tonuserhöhung, „Festmachen" im Schulter-Nacken-Bereich
- Unsicherheiten im Gleichgewicht, starke Ausgleichbewegungen der Arme
- Mitbewegungen im Gesicht, Fausten der Hände (Babkin-Reaktion)
- Unfähigkeit, entlang der Linie zu laufen, immer wieder Abweichungen

Balancieren: Das Kind soll auf einem Seil oder entlang eines Kreppklebestreifens balancieren (min. 15 Schritte).

Beobachtbare Auffälligkeiten:

- Tonuserhöhung, „Festmachen" im Schulter-Nacken-Bereich
- Unsicherheiten im Gleichgewicht, starke Ausgleichbewegungen der Arme
- immer wieder Fußkontakt zum Boden
- Mitbewegungen im Gesicht, Fausten der Hände (Babkin-Reaktion)

Einbeinstand nach Schrager: Das Kind soll sich auf ein Bein stellen und laut zählen, danach erfolgt ein Seitenwechsel. Das hochgenommene Bein ist dabei angewinkelt.

Normwerte:

- 2 Jahre: 3 Sekunden
- 3,6 bis 4 Jahre: 8 Sekunden
- 6 Jahre: 10 Sekunden
- 8 Jahre: 30 Sekunden

Beobachtbare Auffälligkeiten:

- Tonuserhöhung, „Festmachen“ im Schulter-Nacken-Bereich
- Unsicherheiten im Gleichgewicht, immer wieder Kontakt des angehobenen Fußes zum Boden, Ausgleichsbewegungen der Arme
- Mitbewegungen im Gesicht, Fausten der Hände (Babkin-Reaktion)

Hüpfen: Das Kind soll auf einem Bein (monopedal) entlang einer Linie hüpfen (min. 15 Schritte), danach erfolgt ein Seitenwechsel.

Beobachtbare Auffälligkeiten:

- Tonuserhöhung, „Festmachen“ im Schulter-Nacken-Bereich
- nur mit linkem oder rechtem Bein möglich
- häufiges Kippen, immer wieder Kontakt des angehobenen Fußes zum Boden
- Mitbewegungen im Gesicht, Fausten der Hände (Babkin-Reaktion)
- unfähig, eine gerade Linie zu halten
- unverhältnismäßiger Kraftaufwand
- hüpft mit ganzer Fußsohle

5.2.3 Überprüfung der Halte-, Stell- und Gleichgewichtsreaktionen

Paket (Beugestellung in Rückenlage gegen die Schwerkraft): Das Kind liegt in Rückenlage und soll sich so klein wie ein Paket machen, d. h. den Kopf an die Knie ziehen. Die Stellung soll das Kind halten und dabei zählen, damit es bei der Durchführung weiter atmet und nicht die Luft anhält. Im Anschluss versucht die untersuchende Person, den Kopf und die Beine auseinanderzudrücken. Das Kind soll die Stellung gegen den Widerstand beibehalten (ca. 10 Sekunden).

Normwerte ohne Widerstand des Untersuchers:

- 4 bis 6 Jahre: 5 Sekunden
- 7 bis 8 Jahre: 5 bis 10 Sekunden
- ab 8 Jahre: mindestens 10 Sekunden

Beobachtbare Auffälligkeiten ohne Widerstand des Untersuchers:

- Das Kind hebt Kopf/Knie nicht oder nur kurz.
- Das Kind fällt zu einer Seite oder schaukelt.

Beobachtbare Auffälligkeiten beim Widerstand:

- Das Kind kann die Position nicht halten, hält kürzer als 10 Sekunden.
- Das Kind ist unsicher, wackelt.
- Der Widerstand ist sehr gering, kaum Tonuserhöhung.

Flugzeug (Streckstellung in Bauchlage gegen die Schwerkraft): Das Kind liegt in Bauchlage, Arme sind seitlich neben dem Kopf angewinkelt („U-Stellung"). Die Beine liegen gerade auf dem Boden ausgestreckt, die Fersen berühren sich. Das Kind soll auf Kommando Kopf, Arme und Beine vom Boden lösen (Fliegerstellung). Dabei sollen Kopf, Arme und Beine nicht überstreckt werden.

Beobachtbare Auffälligkeiten:

- Das Kind hebt Kopf, Beine, Arme nicht oder nur kurz, Arme und Beine sinken ab.
- Das Kind beugt die Knie, Oberschenkel bleiben auf der Matte.
- Das Kind hebt asymmetrisch Arme und/oder Beine.
- Das Kind überstreckt den Kopf.
- Das Kind schaukelt, wippt zur Seite.

Parachute Abstützreaktionen: seitlich: Das Kind kniet auf einer Matte, die Beine sind hüftbreit auseinander. Die untersuchende Person kniet hinter dem Kind und schubst es schnell seitlich unterhalb der Achseln. Die untersuchende Person fängt mit der anderen Hand ggf. das Kind ab. Beide Seiten werden überprüft.

Beobachtbare Auffälligkeiten:

- Das Kind zeigt keine Einstellung des Kopfes.
- Das Kind zeigt keine Einstellung der Arme und Beine, zeigt keine Abstützreaktion.
- Der Rumpf ist instabil.
- Das Kind zeigt Angstreaktionen, verweigert die Wiederholung auf der anderen Seite.

frontal: Das Kind kniet auf einer Matte. Die untersuchende Person kniet hinter dem Kind und schubst es schnell und plötzlich von hinten nach vorn. Das Kind soll gute Abstützreaktionen nach vorn zeigen und schnell wieder zurück in die Ausgangsposition kommen („Stehaufmännchen“). Möglichst dreimal wiederholen.

Beobachtbare Auffälligkeiten:

- Das Kind zeigt keine oder verlangsamte Abstützreaktionen.
- Das Kind fällt auf die Unterarme.
- Der Rumpf ist instabil/sehr fest.
- Das Kind zeigt eine Asymmetrie/einen Seitenunterschied.

- Das Kind bricht nach dem Stützen ein oder knickt zur Seite weg.
- Das Kind lehnt eine Wiederholung ab.
- Das Kind macht sich sehr steif und fest.

5.2.4 Überprüfung der Feinmotorik und Konzentration

Finger-Daumen-Opposition / Diadochokinese: Das Kind steht aufrecht oder sitzt auf einem Hocker. Die Füße stehen parallel eng aneinander. Das Kind soll nacheinander jeden Finger mit dem Daumen in Kontakt bringen. Dabei soll die Handfläche dem Gesicht zugewandt sein. Die untersuchende Person macht dies mit der rechten / linken Hand, anschließend mit beiden Händen vor. Das Kind soll es fünf Mal hintereinander nachmachen, vor und zurück. Sollte das Kind die Augen nicht schließen wollen, kann die Übung auch außerhalb des Sichtfeldes des Kindes (z. B. über dem Kopf) durchgeführt werden.

Beobachtbare Auffälligkeiten:

- Der Daumen und die Finger können keinen Kreis bilden, das Kind trifft seine Fingerspitzen nicht bzw. korrigiert sich nicht.
- Die Reihenfolge kann nicht eingehalten werden.
- Die Bewegung ist nur sehr langsam, ungenau, stockend, wird schneller / langsamer.
- Das Kind grimassiert dabei im Gesicht (Babkin-Reaktion), die andere Hand bewegt sich mit (Spiegelbewegung bis 9 Jahre okay).
- Es gibt Seitenunterschiede.
- Das Kind braucht sehr lange, benötigt visuelle Kontrolle.

Konzentration: Die Konzentrationsfähigkeit des Kindes wird im gesamten Stundenverlauf beobachtet und entsprechend notiert.

5.2.5 Überprüfung der taktilen Wahrnehmung

Die taktile Wahrnehmung wird im Stundenverlauf beobachtet und/oder aus den Beschreibungen des Alltags entnommen.

Beobachtbare Auffälligkeiten:

- überempfindlich: z. B. reagiert das Kind abwehrend auf verschiedene Oberflächen und Materialien; läuft ungern barfuß; wäscht sich ungern die Hände; mag keine körperlichen Berührungen
- unterempfindlich: z. B. matscht das Kind sehr gerne; merkt nicht, wenn es beschmiert ist (im Gesicht, an den Händen); kann eigene Körpergrenzen nur schwer einschätzen und stößt sich oft; kann Temperatur nur schwer einschätzen und zieht sich zu warm/kalt an

Tastlokalisation: Die Durchführung ist wie das Spiel „Körperdetektiv" (siehe Seite 83).

Hautzeichnung auf dem Rücken: Das Kind sitzt mit dem Rücken vor der untersuchenden Person. Diese malt die Formen Punkt, Strich, Dreieck, Kreis und Viereck auf den Rücken. Das Kind benennt die Formen oder malt sie auf ein Papier, eine Tafel, etc.

Haptische Formwahrnehmung: Das Kind soll mit geschlossenen Augen verschiedene Formen, z. B. Stern, Kugel, Quader, Pyramide, wahrnehmen und benennen. Ggf. kann eine Bildvorgabe das Benennen unterstützen.

6 Übungssammlung

Die Arbeit über das Kontrastempfinden ist ein sehr wichtiger Bestandteil der Behandlung nach dem MyoMot-Konzept. Alle Spiele in MyoMot werden daher so durchgeführt, dass das Kind im Kontrast zur korrekten Mundfunktion bewusst Fehler einbauen soll und/oder eine Übung mit nicht physiologischer Mundfunktion ausführt. Das Kind spürt zunehmend den Unterschied, ob es sich z. B. auf dem Trampolin leichter mit offenem Mund und Zungenvorlage oder mit dem Mundschluss und der Zungenruhelage am harten Gaumen springen lässt.

Nicht alle Kinder erleben die unterschiedlichen Wahrnehmungsempfindungen gleich am Anfang der Therapie. Es braucht Zeit und Spürerfahrung, herauszufinden, wodurch sich die korrekte Mundfunktion besser einstellen lässt. So kann das Kind sich in einer Übung z. B. ganz schlaff in der sogenannten „Zwergenhaltung" auf das Rollbrett setzen und dabei erleben, wie schwer es ist, die Körpermitte zu halten und sich in dieser Haltung noch sicher fortzubewegen. Wenn Kinder den „Aha-Effekt" gespürt haben, können Therapeutin oder Therapeut und Kind sich in jedem Spiel darüber austauschen. Spannend ist auch, wenn die Therapeutin oder der Therapeut absichtlich ein falsches Mundmuster zeigt. Bemerkt das Kind dies recht schnell, ist der Grundstein nicht nur für die Eigenwahrnehmung, sondern auch für die Fremdwahrnehmung gelegt.

Ein weiterer wichtiger Bestandteil in den Spielen ist die ständige Kontrolle und Beobachtung der Zungenruhelage und des Mundschlusses. Daher ist dies immer Bestandteil der Therapieziele. So soll das Kind von Beginn an auch in Bewegung seine Zungenruhelage spüren und versuchen, die Zungenruhelage bzw. den Mundschluss zu halten. Als Kontrolle können zu Beginn der Therapie ein Spiegel und das Feedback der Therapeutin oder des Therapeuten dienen. Im späteren Verlauf und mit mehr „Spürerfahrung" lernt das Kind, sich selbst zu kontrollieren. Zusätzlich können sich das Kind und die Therapeutin oder der Therapeut gemeinsam ein Handzeichen bzw. akustisches Signal ausdenken, um den Mundschluss zu signalisieren. Dieses Signal kann in Absprache mit den Eltern in den familiären Alltag integriert werden, um frühzeitig den Transfer des Mundschlusses und der Zungenruhelage zu ermöglichen.

6.1 Vorübungen

6.1.1 Therapiebereich „Wahrnehmung“

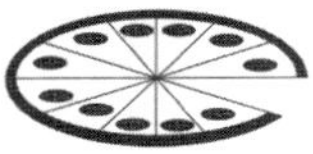

Übung a: Pizza backen

Therapieziel: Das Kind soll sich in Bauch- oder in Rückenlage auf die taktil-kinästhetische Wahrnehmung einstellen und die Spürwahrnehmung auf seinen Körper einwirken lassen. Dabei soll es auf den Mundschluss achten, die Zungenruhelage finden und halten.

Weiterer Einfluss auf:

- Körperschema
- Raumlage-Wahrnehmung
- Aufmerksamkeit und Konzentration auf die Sache

Dauer: 8 bis 12 Minuten

Material / Alternativen:

- Matte
- Sandsäckchen, große Kissen
- ggf. Pezziball, Tennisbälle, Nudelholz, Romparolle

Durchführung: Das Kind liegt in Bauch- oder Rückenlage bequem auf einer Matte. Die Therapeutin oder der Therapeut „mischt" zunächst den Teig, dabei wird der Rücken mit verschiedenen Handbewegungen massiert. Im Anschluss überlegen sie bzw. er und das Kind gemeinsam, was alles auf die Pizza gelegt werden soll (Zutaten = Sandsäckchen).

Varianten:

- Das Kind entscheidet, wie viele Säckchen und vor allem wie lange es die Säckchen auf dem Körper tolerieren kann.
- Das Kind kann auch mit einem großen Pezziball oder einer Romparolle überrollt werden. Genauso gut sind Tennisbälle und ein Nudelholz geeignet.

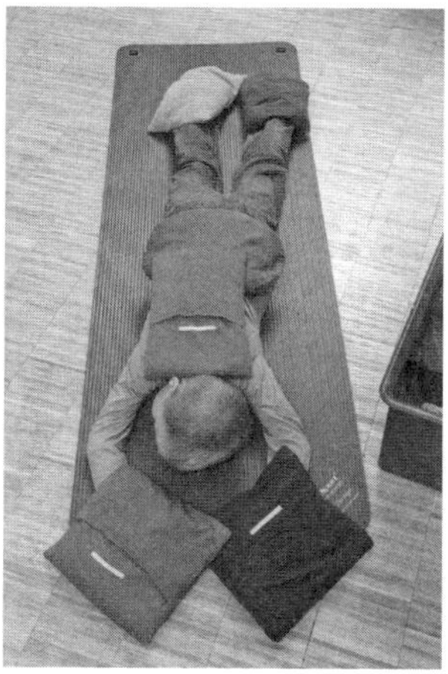

Abb. 17: Therapiebeispiel aus der Vorübung „Wahrnehmung": Pizza backen

6.1.2 Therapiebereich „Reflexe"

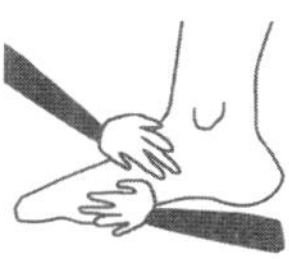

Übung b: Das ist die Reibe

Therapieziel: Das Kind soll sich auf die taktil-kinästhetische Wahrnehmung einstellen und die Spürwahrnehmung auf seine Hände und Füße einwirken lassen. Dabei soll es auf den Mundschluss achten, die Zungenruhelage finden und halten.

Weiterer Einfluss auf:

- Integration aller „Klammer-Reflexe“: Moro-Reflex, Palmar-, Plantar-, Saug-Such-Reflex
- taktil-kinästhetische Wahrnehmung
- Feinmotorik
- durch die Fußlinie-Hand-Mund (sensorischer Cortex) Erfahrung von gleichzeitigen Stimulationen im orofazialen Bereich
- Aufmerksamkeit und Konzentration auf die Sache

Dauer: 10 Minuten

Material / Alternativen:

- ggf. Material für die feinmotorische Sequenz im Anschluss

Durchführung: Das Kind liegt oder sitzt bequem vor der Therapeutin oder dem Therapeuten. Diese oder dieser ist über Blickkontakt aufmerksam beim Kind und beobachtet die Reaktionen des Kindes (z. B. Babkin-Reaktion, d. h. die Zunge bewegt sich mit). Das Kind kann der Therapeutin oder dem Therapeut jederzeit mitteilen, ob die Massage an den Händen / Füßen intensiver / weniger intensiv sein soll.

Das Massagelied eignet sich gut als Ritual zu Beginn jeder Stunde und kann nach einer anstrengenden Therapie einem entspannten Abschluss dienen.

Vertonung und Noten stehen als Online-Zusatzmaterialien zur Verfügung.

Liedtext „Das ist die Reibe“
Das ist die Reibe, die Reibe reibt die Hand (den Fuß).
Das ist die Reibe, die Reibe reibt die Finger (Zehlein).
Dann kommt das Hämmerchen, das klopft auf die Hand (den Fuß).
Dann kommt die Klatsche, und dann kommt die Patsche.
HUIHUI
Und dann bläst der Wind *(Hand/Fuß anpusten).*
Der grüßt das liebe Kind *(Hand/Fuß mit sanftem Druck zwei bis drei Sekunden halten).*
Ziehen und Drücken
Ziehen und Drücken *(Therapeutin oder Therapeut zieht und drückt mit einem sanften Zug/Druck am Arm/Bein des Kindes.)*

Und die Salbe kommt zum Schluss *(sanftes Streichen über die Hand/den Fuß).*
KUSS! *(Hand/Fuß zum Abschluss einige Sekunden sanft halten und Blickkontakt anbieten)*

Varianten:

- Manche Kinder mögen die „Reibe“ auch im Gesicht oder an anderen Körperteilen.
- Auch der Rollentausch macht Spaß. Hierbei spürt die Therapeutin oder der Therapeut den Tonus und die Tonusregulation am Kind deutlich und kann darauf in der Behandlung eingehen.
- Nach dem Lied können feinmotorische Sequenzen folgen (z. B. Kneten, Fingerfarben, Zeitungspapier zu Kügelchen formen).
- Nach dem Lied können Übungen für die Füße folgen (z. B. Kastanien oder Tücher mit den Fußzehen greifen und in einen Behälter transportieren, Füße greifen eine Zeitung und zerreißen sie).

6.1.3 Therapiebereich „Tonus / Haltung“

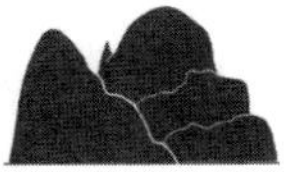

Übung c: Felsen

Therapieziel: Das Kind soll seinen Körpertonus angemessen an die taktil-kinästhetische Stimulation der Therapeutin oder des Therapeuten anpassen und dabei die Körpermitte nicht verlieren. Dabei soll es auf den Mundschluss achten, die Zungenruhelage finden und halten.

Weiterer Einfluss auf:

- Nackenaufrichtung mit Kopfkontrolle
- Beckenaufrichtung
- Tonus und Tonusregulation
- Gleichgewicht
- intensiver Fußkontakt zum Boden
- Aufmerksamkeit und Konzentration auf die Sache

Dauer: 3 bis 5 Minuten

Material / Alternativen:

- Hocker
- Therapiematte
- Spiegel

Durchführung: Das Kind sitzt auf einem Hocker, im Schneider- oder im Kniesitz vor dem Spiegel oder auch vis-à-vis vor der Therapeutin oder dem Therapeut. Diese oder dieser schaukelt auf seinen Sitzhöckern hin und her und bittet das Kind, das Gleiche zu versuchen. Dabei soll das Kind seine Sitzhöcker spüren. Wenn das Kind die Sitzhöcker oder die „Sitzsteine“ vom „Felsen“ erspürt hat, kommt es unweigerlich in eine Rumpfaufrichtung und damit in eine Sitzaufrichtung bis hin zu einer Nackenstreckung mit gleichzeitiger Kopfaufrichtung. Sollte das Kind ins Hohlkreuz verfallen, muss die

Therapeutin oder der Therapeut diese Haltung ausgleichen und verändern. Dies ist der sogenannte optimale Haltungszustand z. B. für die Übungen im Therapiebereich „Mundfunktion“.

Die Therapeutin oder der Therapeut versucht nun, das Kind aus dieser Haltung durch leichten Druck am Körper herauszubringen. Der „Felsen“ (Kind) hält dem „Wind“ (Therapeutin / Therapeut) stand, indem es seinen Mittelpunkt aufrecht hält. Das gelingt dem Kind durch Tonusregulation. Jetzt kann man das Kind auffordern, seine Aufmerksamkeit auf die Zungenruhelage zu lenken. Die meisten Kinder spüren beim „Felsen“ schnell die korrekte Zungenruhelage und den Mundschluss.

Varianten:

- Das Kind darf dieses Spiel mit der Therapeutin oder dem Therapeuten machen.
- Das Kind probiert die Übung in der sogenannten „Zwergenhaltung“ aus. Das bedeutet, das Kind soll im Kontrast eine schlaffe Haltung mit Rundrücken und nicht gespürten Sitzhöckern einnehmen. Das Kind fühlt dabei, dass die Tonusregulation jetzt viel anstrengender ist, die Zunge nicht am Zungenruhepunkt liegt und der Mund sich öffnet.
- Wenn das Kind eine stabilere Körperaufrichtung einzuhalten vermag, kann die Therapeutin oder der Therapeut das Kind auch am Nacken mit Übergang zum Kopf mit einem leichten Druck berühren. Nun soll das Kind ebenfalls versuchen, dem Druck durch Tonusregulation standzuhalten. Vorsicht bei Kindern mit unklarer Nackeninstabilität und Verdacht auf KISS-Syndrom (Kopfgelenk-Induzierte-Symmetrie-Störung)!
- Die Übung kann auch auf dem Rollbrett durchgeführt werden. Die Therapeutin oder der Therapeut schiebt das Kind in der „Felsenhaltung“ durch den Raum.

Fehlerquellen und Kontraindikation:

a. Das Kind kann noch nicht lange in der sogenannten „Felsenhaltung“ auf dem Stuhl sitzen.

b. Das Kind sitzt auf dem Boden in W-Beinhaltung (STNR-Restreaktion).

Lösungen:

a. Das Kind setzt sich im Kniesitz auf das Rollbrett, und die Therapeutin oder der Therapeut schiebt das Kind in der „Felsenhaltung" durch den Raum. Durch den Bewegungsanteil kann das Kind sich eher über die Dynamik der Bewegung aufrichten.
b. Die Therapeutin oder der Therapeut bittet das Kind, die Füße unter den Po zu schieben, und legt ihm eine zusammengerollte Decke unter den Po. Die W-Beinhaltung kann auch über ein passendes Sitzkissen reguliert werden.

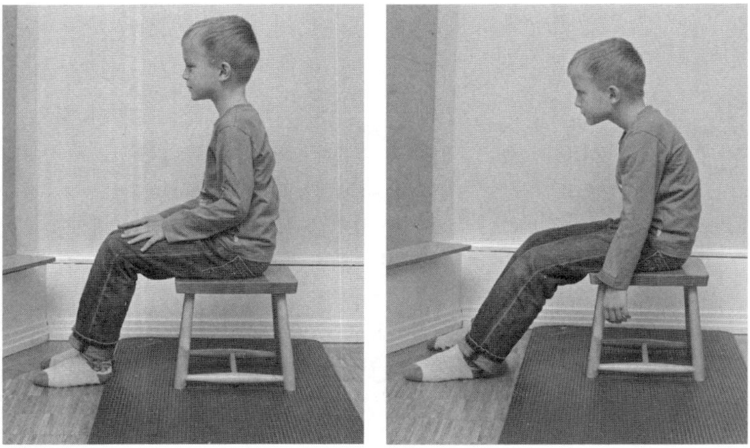

Abb. 18: Therapiebeispiel aus der Vorübung „Tonus/Haltung": Felsen- und Zwergenhaltung

6.1.4 Therapiebereich „Gleichgewicht“

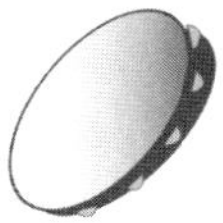

Übung d: Hopp & Stopp

Therapieziel: Das Kind soll innerhalb der Bewegungsphase seine Körperbewegung auf ein Signal hin stoppen und anschließend seine Körperhaltung für einen Moment im Gleichgewicht halten. Dabei soll es auf den Mundschluss achten, die Zungenruhelage finden und halten.

Weiterer Einfluss auf:

- auditiv-vestibuläre Verarbeitung
- Körperschema
- vestibuläre Regulation
- posturale Kontrolle (Halte- und Stellreaktionen)
- Tonus und Tonusregulation
- Aufmerksamkeit und Konzentration auf die Sache

Dauer: 5 bis 10 Minuten

Material / Alternativen:

- Tamburin oder Trommel

Durchführung: Das Kind läuft locker durch den Raum. Die Therapeutin oder der Therapeut unterstützt akustisch und rhythmisch die „Hopp“-Phase (Bewegungsphase) mit einem Tamburin oder etwas Ähnlichem. Bei dem Signal „Stopp“ muss das Kind in seiner momentanen Bewegung verharren und darf dabei das Gleichgewicht nicht verlieren.

Varianten:

- Das Kind und die Therapeutin oder der Therapeut überlegen sich noch andere Bewegungsformen (Hüpfen, Krabbeln, Rollen, Rutschen etc.) und probieren das Spiel dabei aus.
- Das Kind und die Therapeutin oder der Therapeut tauschen die Rollen.

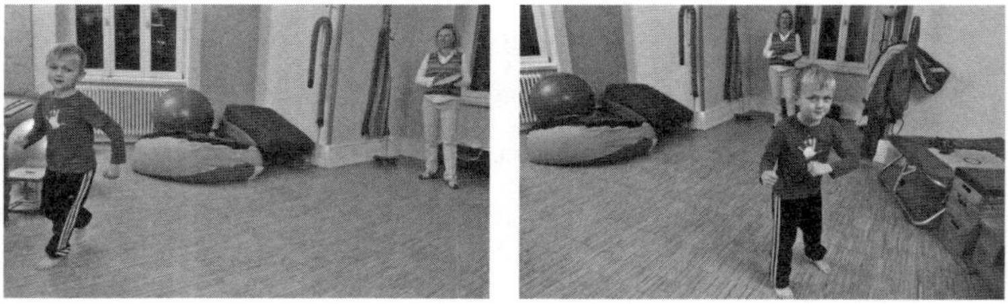

Abb. 19: Therapiebeispiel aus der Vorübung „Gleichgewicht": Hopp & Stopp

6.1.5 Therapiebereich „Bewegung"

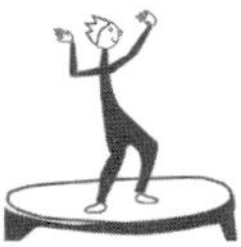

Übung e: Das Spiel auf dem Trampolin

Therapieziel: Das Kind soll auf dem Trampolin springen, dabei seinen Tonus gut regulieren und seinen Kopf und Rumpf stabil halten können (Kopfkontrolle, posturale Kontrolle). Dabei soll es auf den Mundschluss achten, die Zungenruhelage finden und halten.

Weiterer Einfluss auf:

- vestibuläre Regulation
- Tonus und Tonusregulation
- Aufmerksamkeit und Konzentration auf die Sache

Dauer: 8 bis 10 Minuten

Material / Alternativen:

- Trampolin
- große Kissen, Sitzsäcke oder Matten
- ggf. Tamburin, Trillerpfeife etc. für Signal

Durchführung: Das Kind springt, so gut es kann, auf dem Trampolin. Dabei soll es auf seinen Mundschluss und die Zungenruhelage achten. Wie hüpft es sich mit offenem Mund, wie, wenn die Zunge am Mundboden liegt? Der Kontrast wird von den Kindern auf dem Trampolin oft sehr stark wahrgenommen.

Die Therapeutin oder der Therapeut und das Kind können sich Signale ausmachen, ab wann es in die Sitzsäcke abspringen kann und dabei im Unterarmstütz landen soll (parachute Abstützreaktionen).

Varianten:

- Das Kind zeigt noch eine unsichere Haltung auf dem Trampolin und möchte lieber auf „alten" Bettmatratzen springen.
- Das Kind und die Therapeutin oder der Therapeut tauschen die Rollen.

Fehlerquellen und Kontraindikation:

- Kinder mit Problemen in der Halswirbelsäule sollten diese Übung nicht durchführen. Auch Kinder mit einer vestibulären Überempfindlichkeit könnten durch diese Übung zu stark stimuliert werden und Abwehrreaktionen zeigen.

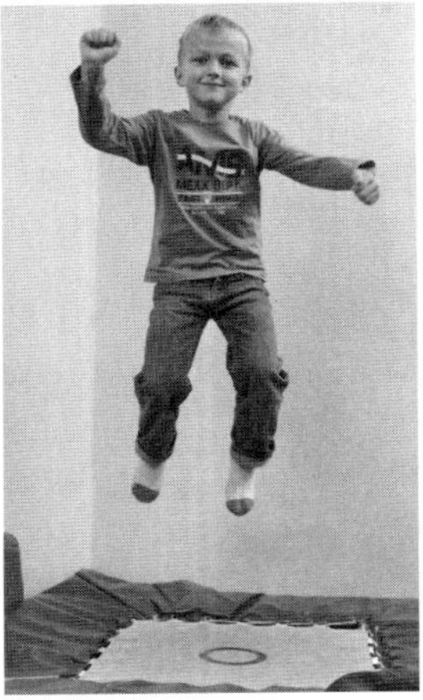

Abb. 20: Therapiebeispiel aus der Vorübung „Bewegung“: Das Spiel auf dem Trampolin

6.1.6 Therapiebereich „Mundfunktion“

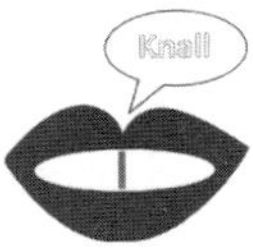

Übung f: Schnalzen mit der Zunge

Therapieziel: Das Kind soll den harten Gaumen und den Zungenschlafplatz (die Zungenruhelage) wahrnehmen. Durch das Ansaugen der Zunge am Gaumen wird die Zungenmuskulatur aktiviert und gekräftigt.

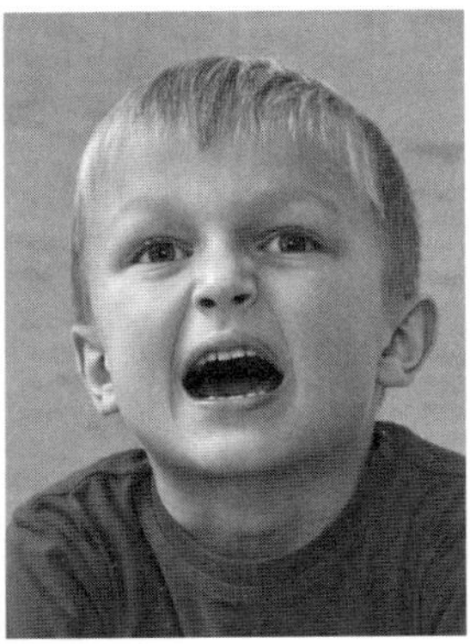

Abb. 21: Therapiebeispiel aus der Vorübung „Mundfunktion“: Schnalzen mit der Zunge

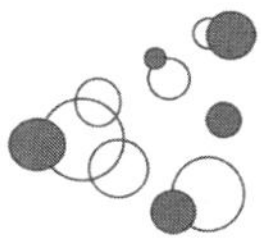

Übung g: Blubbern

Therapieziel: Das Kind soll bei geschlossenem Mund durch die Nase weiter atmen, wodurch die tiefe Bauchatmung aktiviert wird. Durch das Halten des Strohhalms mit den Lippen wird die Wangen- und Lippenmuskulatur aktiviert und gekräftigt.

Material / Alternativen:

- Strohhalm
- Schüssel oder Glas
- ggf. Spülmittel für Schaum, Lebensmittelfarbe
- ggf. Strohhalm mit Ventil

Fehlerquellen und Kontraindikation:

- Für Kinder, die Saugen und Atmen noch nicht gut koordinieren können (also das Wasser auch trinken), ist das Spiel noch nicht geeignet.

Lösung:

- Hier kann ein Strohhalm mit Ventil helfen, welcher nur das Pusten zulässt (erhältlich in Fachgeschäften für Logopädiebedarf).

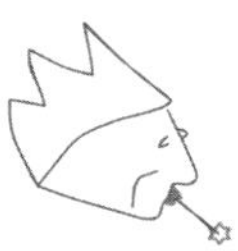

Übung h: Ansaugspiele

Therapieziel: Das Kind soll mithilfe verschiedener Hilfsmittel Dinge ansaugen (Strohhalm, Schlauch oder ohne Hilfsmittel mit den Lippen). Durch das Ansaugen wird die Wangen- und Lippenmuskulatur aktiviert und gekräftigt. Durch die Wahl der Materialien kann der Schwierigkeitsgrad erhöht / verringert werden.

Material / Alternativen:

- Strohhalm, Schlauch (verschiedene Größen)
- verschiedene Materialien zum Ansaugen (Linsen, Chips, Bildkarten, Papierkügelchen etc.)

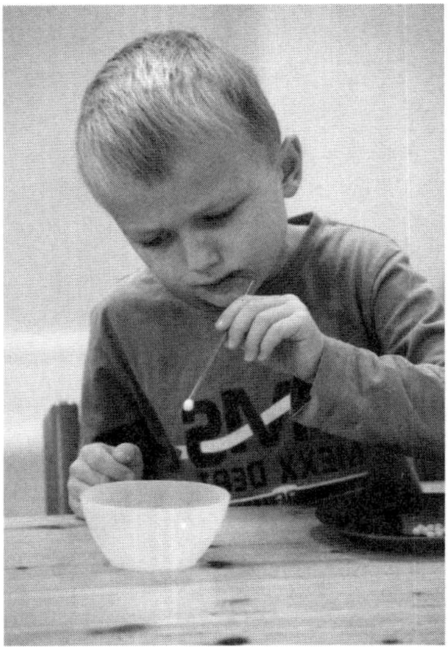

Abb. 22: Therapiebeispiel aus der Vorübung „Mundfunktion": Ansaugspiele

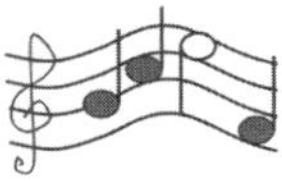

Übung i: Lieder summen

Therapieziel: Das Kind soll ein Lied summen, durch die Nase weiter atmen und eine tiefe Bauchatmung spüren. Durch das Summen wird der Mundschluss aktiviert. Gleichzeitig wird die Konzentration verbessert, wenn die Lieder des Spielpartners erraten werden sollen.

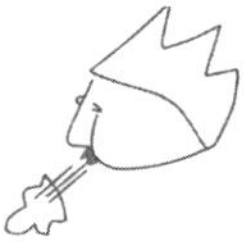

Übung j: Pustespiele

Therapieziel: Das Kind soll verschiedene Materialien wegpusten. Durch das Pusten durch den Mund werden der Mundschluss aktiviert und die Lippenmuskulatur gekräftigt. Je nach Länge des Ausatemstroms (kräftiges kurzes Pusten oder langes konstantes Pusten) wird das Zwerchfell aktiviert und eine tiefe Bauchatmung forciert.

Material / Alternativen:

- Strohhalm, Schlauch (verschiedene Größen)
- verschiedene Materialien zum Pusten (Papierkügelchen, kleine Rennautos, Watteb älle etc.)

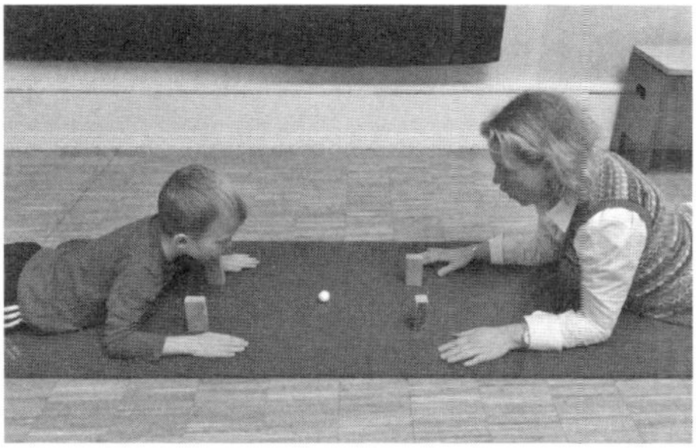

Abb. 23: Therapiebeispiel aus der Vorübung „Mundfunktion“: Pustespiele

6.2 Therapeutische Übungen

6.2.1 Therapiebereich „Wahrnehmung“

Übung 1: Fühle das Zeichen

Therapieziel: Das Kind soll sich im Spiel das Zeichen durch den taktil-kinästhetisch gesetzten Reiz auf seinem Körper merken und nachzeichnen können. Dabei soll es im Sitzen auf seine Beckenaufrichtung achten und durch den Mundschluss die Zungenruhelage finden und halten.

Weiterer Einfluss auf:

- Körperschema
- Feinmotorik
- epikritische (beurteilende) Wahrnehmungsfähigkeit des Kindes
- Koordination von Bewegung und Mundschluss mit Zungenruhelage
- Aufmerksamkeit und Konzentration auf die Sache

Dauer: 10 bis 15 Minuten

Material / Alternativen:

- Tafel und Kreide
- Stifte, Fingerfarben und Papier
- Kuchenblech und Sand / Mehl
- Gummimatte und Handcreme
- andere Körperteile, die als „Malplattform“ dienen, z. B. Handrücken, Fußsohle, Bein, Wange

Vorübung:

- aus dem Therapiebereich „Wahrnehmung“: Pizza backen

Durchführung: Das Kind sitzt oder steht mit dem Rücken vor der Therapeutin oder dem Therapeuten. Vor dem Kind steht ein Behältnis (Kuchenblech), das mit Sand gefüllt ist, oder es steht vor einer Tafel. Die Therapeutin oder der Therapeut malt, drückt oder streicht klare Formen auf den Rücken des Kindes (z. B. Punkt, Strich, Herz, Dreieck, Haus). Das Kind malt die erkannte Form in den Sand (an die Tafel). Dabei ist der Mund geschlossen, und die Zunge liegt am Ruhepunkt. Wenn das Kind vor dem Spiegel sitzt, kann es sich besser kontrollieren.

Varianten:

- Das Kind und die Therapeutin oder der Therapeut tauschen die Rollen.
- Das Kind und die Therapeutin oder der Therapeut erleben die Spürerfahrung im Kontrast mit offenem Mund und inkorrekter Zungenruhelage und sprechen über ihre Erfahrung.
- Es werden schwierigere Formen gemalt (z. B. gibt es eine Auswahl an verschiedenen Formen/Bildkarten vor dem Kind, das Kind muss dann die richtige Form zeigen).

Fehlerquellen und Kontraindikation:

- Kinder mit taktil-kinästhetischer Überempfindlichkeit mögen dieses Spiel weniger. Sie zeigen möglicherweise Abwehrreaktionen (protopathisch), wenn die Therapeutin oder der Therapeut das Kind nur mit einem Finger berührt.

Lösung:

- Für diese Kinder ist es angenehmer, wenn einzelne Körperteile großflächiger mit der ganzen Hand oder mit einem glatten Ball (kein Igelball, zu diffus!) und mit mehr Druck berührt werden. Das Kind soll zunächst nur die Körperteile benennen.

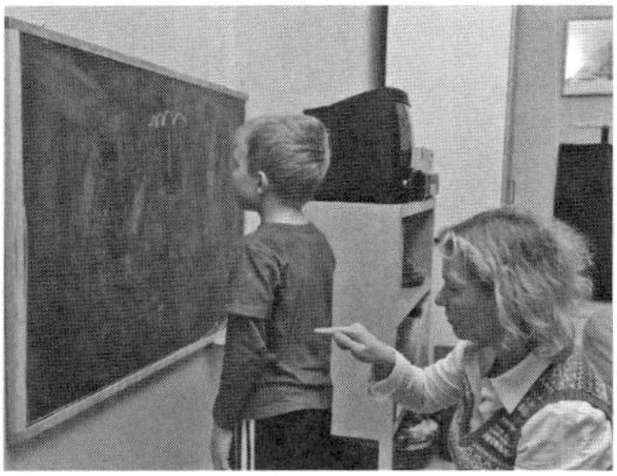

Abb. 24: Therapiebeispiel, Übung 1: Fühle das Zeichen

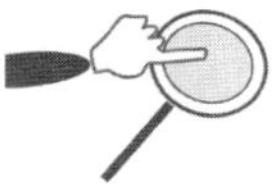

Übung 2: Körperdetektiv

Therapieziel: Das Kind soll im Spiel mit geschlossenen Augen den taktil-kinästhetischen Reiz auf der Haut genau erspüren. Erst wenn die Therapeutin oder der Therapeut mit seiner Hand auf das Bein des Kindes klopft, soll das Kind die berührte Stelle mit einem Finger zeigen. Dabei soll es im Sitzen auf seine Beckenaufrichtung achten und durch den Mundschluss die Zungenruhelage finden und halten.

Weiterer Einfluss auf:

- epikritische (beurteilende) Wahrnehmungsfähigkeit des Kindes
- Körperschema
- Überkreuzung der Körpermittellinie
- Aufmerksamkeit und Konzentration auf die Sache

Dauer: 5 bis 8 Minuten

Material / Alternativen:

- Therapiematte, Sitzkissen
- ggf. Spatel, Löffel

Vorübung:

- aus dem Therapiebereich „Reflexe“: Das ist die Reibe

Durchführung: Das Kind und die Therapeutin oder der Therapeut sitzen sich gegenüber. Die Therapeutin oder der Therapeut sagt dem Kind, dass sie bzw. er es gleich mit seinem Finger auf der Haut an einer Körperstelle berühren wird. Das Kind muss sich den Punkt als „Körperdetektiv“ genau merken. Wenn das Kind möchte, kann es dabei die Augen schließen. Der „Detektiv“ muss dann im Anschluss die Stelle mit seinem Finger am Körper finden und zeigen.

Varianten:

- Das Kind und die Therapeutin oder der Therapeut tauschen die Rollen.
- Das Kind kann das Spiel auch im Stand oder im Liegen ausprobieren.
- Die Therapeutin oder der Therapeut setzt die Druckpunkte zunächst sehr deutlich und bietet die Berührung später immer schwächer an.
- Die Therapeutin oder der Therapeut setzt die Druckpunkte von proximal nach distal am Körper.
- Die Therapeutin oder der Therapeut setzt zwei Druckpunkte jeweils über Kreuz am Körper des Kindes.
- Die Therapeutin oder der Therapeut setzt mehrere Druckpunkte hintereinander an verschiedenen Stellen des Körpers, das Kind muss sich die korrekte Reihenfolge merken.
- Die Therapeutin oder der Therapeut setzt mit einem geeigneten Gegenstand (z. B. Spatel, Löffel) innerhalb und außerhalb des Mundes Druckpunkte, das Kind muss die Druckpunkte diesmal mit der Zungenspitze lokalisieren und zeigen.

Fehlerquellen und Kontraindikation:

- Kinder mit Moro-Restreaktionen und taktil-kinästhetischer Überempfindlichkeit mögen dieses Spiel vielleicht weniger. Sie zeigen möglicherweise Abwehrreaktionen (protopatisch), wenn die Therapeutin oder der Therapeut das Kind nur mit einem Finger berührt, schließen ungern die Augen und reagieren mit Unsicherheit, wenn sie nicht wissen, was als Nächstes passiert.

Lösungen:

- Diese Kinder können die Augen im Detektivspiel geöffnet lassen und schauen dabei die Therapeutin oder den Therapeuten an.
- Der Berührungsreiz wird als „Stempeldruck" mit der Faust gesetzt, und das Kind drückt, so gut es geht, mit seiner Faust auf die entsprechend berührte Stelle. Die Therapeutin oder der Therapeut sagt zur Sicherheit dem Kind an, an welcher Stelle ungefähr der Detektiv die Berührung suchen soll (in der Nähe des Arms, Beins, Fußes etc.).

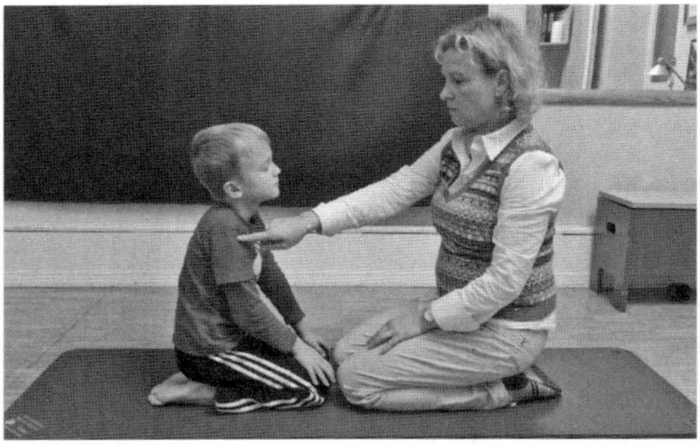

Abb. 25: Therapiebeispiel, Übung 2: Körperdetektiv

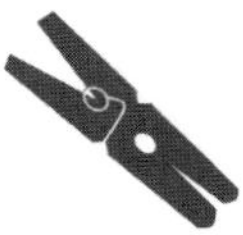

Übung 3: Klammerspiel

Therapieziel: Das Kind soll seinen Körper nach den Klammern abtasten und anschließend die Klammern mit einer Hand entfernen können. Dabei soll es im Sitzen oder Stehen auf seine Beckenaufrichtung achten und durch den Mundschluss die Zungenruhelage finden und halten.

Weiterer Einfluss auf:

- Körperschema
- Feinmotorik
- taktil-kinästhetische Wahrnehmung
- epikritische (beurteilende) Wahrnehmungsfähigkeit des Kindes
- Koordination von Bewegung und Mundschluss mit Zungenruhelage
- Aufmerksamkeit und Konzentration auf die Sache

Dauer: 10 bis 15 Minuten

Material/Alternativen:

- kleine und große Holzklammern
- Therapiematte, Sitzkissen
- Creme: statt Klammern Cremepunkte auf die Haut, die vom Kind anschließend gut auf seiner Haut verrieben werden müssen

Vorübung:

- aus dem Therapiebereich „Wahrnehmung“: Pizza backen
- aus dem Therapiebereich „Reflexe“: Das ist die Reibe (Handmassage)

Durchführung: Die Therapeutin oder der Therapeut und das Kind stehen oder sitzen sich gegenüber. Die Therapeutin oder der Therapeut sagt dem Kind, wie viele Klammern sie bzw. er jetzt an seinen Körper anheften wird (Klammerzahl immer ansagen, das gibt dem Kind Sicherheit). Das Kind schließt die Augen. Die Therapeutin oder der Therapeut heftet die Klammern an die Kleidung bzw. an verschiedene Körperstellen des Kindes. Das Kind soll im Anschluss seinen Körper abtasten und die Klammern finden.

Varianten:

- Das Kind und die Therapeutin oder der Therapeut tauschen die Rollen.
- Das Spiel kann auch im Liegen durchgeführt werden, das Kind liegt dann im Unterarmstütz.
- Die Anzahl wird gesteigert, das Kind muss sich die korrekte Reihenfolge der Klammern merken.

Fehlerquellen und Kontraindikation:

a. Kinder mit Moro-Restreaktionen und taktil-kinästhetischer Überempfindlichkeit mögen dieses Spiel vielleicht weniger, weil sie sich vor den Klammern fürchten. Sie können die Augen nicht geschlossen halten.
b. Einige Kinder sind mit der Feinmotorik beim An- und Abheften der Klammern überfordert.

Lösungen:

a. Diese Kinder können die Augen im Klammerspiel geöffnet lassen und schauen dabei die Therapeutin oder den Therapeuten an. Weiterhin kann das Kind ausprobieren, wie es sich anfühlt, wenn es die Klammern zunächst selbst an seine Kleidung heftet.
b. Große Holzklammern können besser gehalten werden, vorerst auch mit Faustgriff.

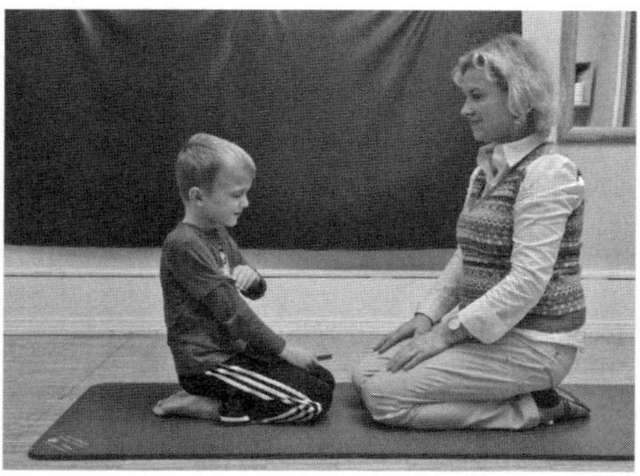

Abb. 26: Therapiebeispiel, Übung 3: Klammerspiel

6.2.2 Therapiebereich „Reflexe“

Übung 4: Die Raupe lernt fliegen (Integration Moro-Reflex)

Therapieziel: Das Kind soll sich im Spiel in Anlehnung an die physiologische Bewegungsentwicklung von der Bauchlage bis in den Stand aufrichten. Dabei soll es in allen Körperpositionen auf den Mundschluss achten sowie die Zungenruhelage finden und halten.

Weiterer Einfluss auf:

- posturale Kontrolle (Halte- und Stellreaktionen)
- Tonus und Tonusregulation
- vestibuläre Regulation
- Koordination von Bewegung und Mundschluss mit Zungenruhelage
- Aufmerksamkeit und Konzentration auf die Sache

Dauer: 10 bis 15 Minuten

Material/Alternativen:

- Decken, große Bettlaken, bunte Tücher

Vorübung:

- aus dem Therapiebereich „Wahrnehmung“: Pizza backen

Durchführung: Das Kind liegt auf einer Decke in Rückenlage. Es dreht sich mit der Decke auf den Bauch und kommt dabei in den Unterarmstütz, dabei wird die Decke mit beiden Händen festgehalten. Nun rollt es sich im Unterarmstütz immer weiter in andere Decken ein, die auf dem Boden liegen. Jetzt liegt es ummantelt in den Decken (Kokon) und rollt sich anschließend im Unterarmstütz aus den

Decken wieder heraus. Dabei achtet das Kind auf seinen Kopf, der nicht überstreckt gehalten werden sollte.

Das Kind liegt in Bauchlage und kommt nun in den Handstütz und streckt sich dabei (ähnlich wie die Kobra beim Yoga). Jetzt macht es reziproke Kriechbewegungen in der Bauchlage auf der Decke, ohne sich dabei fortzubewegen. Es folgen Kriechbewegungen mit Fortbewegung. Das Kind kommt aus der Kriechbewegung über die Bauchlage mit Handstütz in den Sitz, dabei sollen die Hände ganz geöffnet sein.

Im Sitz streckt es die Beine und kommt in den Längssitz mit Beckenaufrichtung. Aus dem Längssitz dreht es sich weiter über eine Körperseite in den Vierfüßlerstand und krabbelt los (reziprok und mit geöffneten Händen).

Aus dem Vierfüßlerstand stellt sich das Kind jetzt in den Bärengang und kommt in den Stand (zieht sich an einer Sprossenwand, Tür, Schrank hoch). Das Kind greift sich mit der rechten und linken Hand bunte Tücher und rennt, springt und hüpft durch den Raum. Die Raupe hat „Fliegen“ gelernt.

Varianten:

- Die Therapeutin oder der Therapeut kann begleitend dazu eine Geschichte erzählen, welche einerseits dem Kind hilft, die Bewegungssequenzen korrekt einzunehmen, und andererseits das Kind länger an die Bewegungsposition bindet (Moro-Reflex-Integration geschieht vor allem in der Bauchlage).
- Die Therapeutin oder der Therapeut macht begleitend die Bewegungen mit.

Fehlerquellen und Kontraindikation:

- Das Kind mag sich noch nicht so eng in die Decken einhüllen. Das beobachtet man meist bei Kindern mit einer Moro-Restreaktion, die noch mit ihrer taktilen Unsicherheit konfrontiert sind.

Lösung:

- Der gesamte Bewegungsablauf wird ohne die Decken oder zu Beginn nur mit einer Decke angeboten. Eine Steigerung ist später möglich.

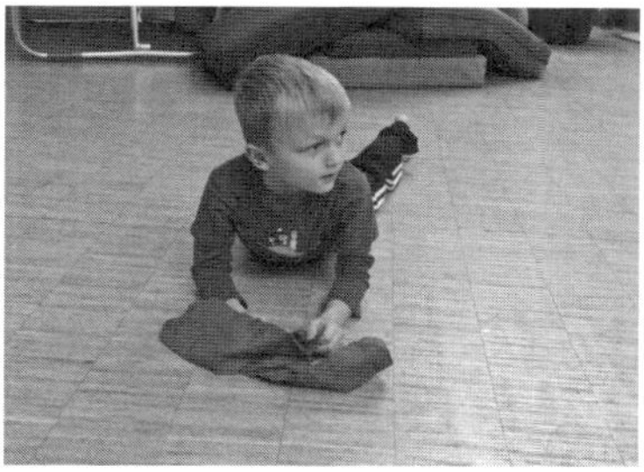

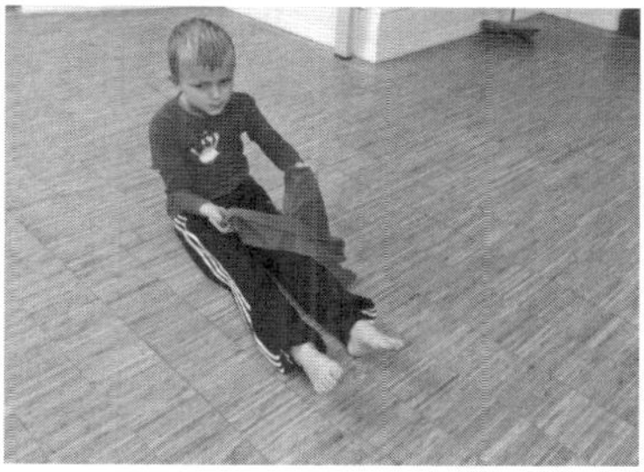

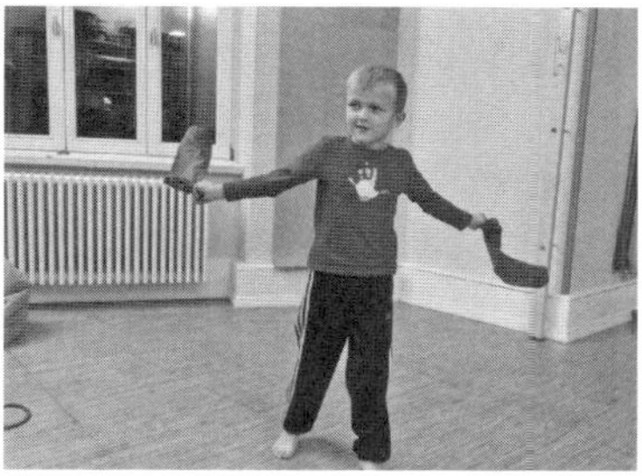

Abb. 27: Therapiebeispiel, Übung 4: Die Raupe lernt fliegen

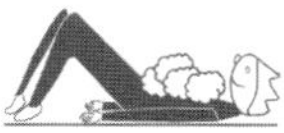

Übung 5: Schneepflug (Integration Spinaler Galant-Reflex)

Therapieziel: Das Kind soll im Spiel seinen unteren Rücken deutlich spüren und nicht im Hohlkreuz liegen. Das Becken soll in der Fortbewegung und seitlichen Kippbewegung immer Bodenkontakt halten (Integration Spinaler Galant-Reflex im Bereich der Lendenwirbelsäule). Dabei soll es auf seine Beckenaufrichtung achten und durch den Mundschluss die Zungenruhelage finden und halten.

Weiterer Einfluss auf:

- Kopf- und Rumpfkontrolle
- Tonus und Tonusregulation
- taktil-kinästhetische Wahrnehmung
- vestibuläre Regulation
- Koordination von Bewegung und Mundschluss mit Zungenruhelage
- Aufmerksamkeit und Konzentration auf die Sache

Dauer: 10 bis 15 Minuten

Material / Alternativen:

- Decken, Schwungtuch, Therapiematten mit einer rutschigen Stoffseite
- Tücher
- Sandsäckchen

Vorübung:

- aus dem Therapiebereich „Wahrnehmung": Pizza backen

Durchführung: Das Kind liegt mit dem Rücken auf einer Decke oder rutschigen Matte und schiebt sich mit aufgestellten Beinen und Füßen vom Boden rückwärts durch den Raum. Der untere Rücken hat stets Bodenkontakt. Das Kind greift nach rechts und links, um dort den Schnee einzusammeln (Säckchen). Dabei rollt es sich mit seinem Rumpf über die Seite und greift nach den Säckchen, die anschließend auf seiner Matte auf dem Bauch oder seiner Brust abgeladen werden.

Varianten:

- Das Spiel kann auch auf dem Rollbrett gespielt werden.
- Sollte kein Rollbrett vorhanden sein, kann sich das Kind auf eine Decke legen, und die Therapeutin oder der Therapeut hält die

Füße des Kindes am Boden fest. Auf Kommando drückt sich das Kind von der Therapeutin oder vom Therapeuten ab und rutscht rückwärts über den Boden. Auch hier soll der untere Rücken immer im Kontakt mit dem Boden sein.

Fehlerquellen und Kontraindikation:

a. Kinder mit geringerem Körpertonus kommen schnell an ihre Grenzen.
b. Manchen Kindern fällt es schwer, den Kopf auf der Matte oder Decke abzulegen und während der Bewegung den Kopf in der Mitte zu halten.

Lösungen:

a. Dieses Spiel kann auch auf dem Rollbrett ausprobiert werden. Hier ist dann das Tempo etwas höher!
b. Viele Kinder mögen eine kleine Kopfstütze (z. B. ein kleines Kissen, Sandsäckchen unter dem Kopf), damit können sie den Kopf besser stabilisieren.

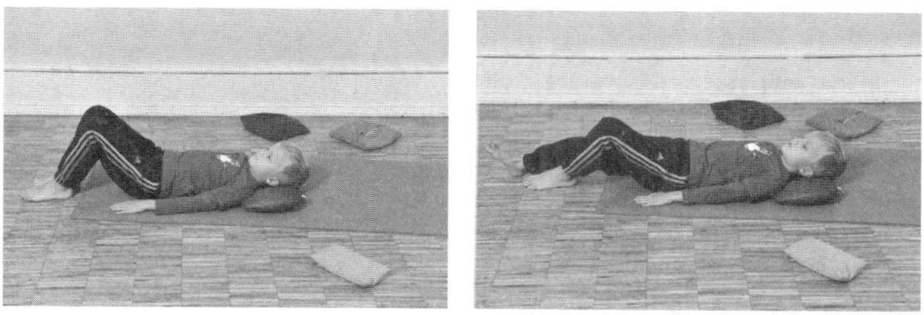

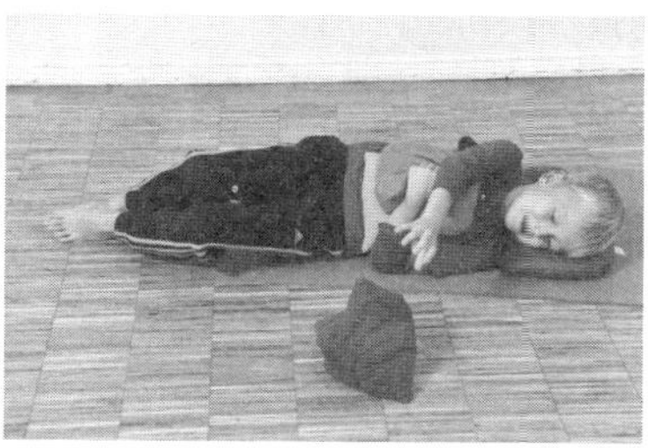

Abb. 28: Therapiebeispiel, Übung 5: Schneepflug

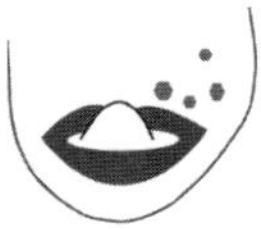

Übung 6: Streuseldisco (Integration Saug-Such-Reflex)

Therapieziel: Das Kind soll seinen Mund und seine Zunge intensiv stimulieren und wahrnehmen. Während des Spiels soll es auf seine Beckenaufrichtung im Sitzen achten. Der Kopf soll sich bei den Zungenbewegungen nicht mitbewegen.

Weiterer Einfluss auf:

- taktil-kinästhetische Wahrnehmung am Mund
- Mundfunktion: Kontrolle über die Mundmuskeln an der Vorderseite des Mundes und damit auf eine gezielte Mundmotorik
- Integration der Babkin-Reaktion (assoziative Mitbewegung von Mund und Hand)

Dauer: 5 bis 10 Minuten

Material/Alternativen:

- Schoko- oder bunte Zuckerstreusel, Cornflakes
- Spiegel
- Teller

Vorübung:

- aus dem Therapiebereich „Haltung/Tonus“: Felsen
- aus dem Therapiebereich „Reflexe“: Das ist die Reibe (Hand-/Fußmassage)

Durchführung: Das Kind sitzt in der „Felsenhaltung“, die Füße sollen dabei einen guten Bodenkontakt haben. Die Therapeutin oder der Therapeut und das Kind sitzen sich gegenüber oder beide sitzen gemeinsam vor einem Spiegel. Das Kind soll sich mit der Zunge die Lippen und über die Lippen hinaus den Mund ablecken. Jetzt drückt das Kind seinen Mund in den Teller mit den Streuseln oder Cornflakes. Das fühlt sich toll an! Jetzt hat das Kind einen Schokomund, der wieder ganz sauber abgeleckt werden muss.

Varianten:

- Das Kind soll ganz gezielt die Streusel vom Mund entfernen (rechts, links, oben, unten).
- Es können auch andere „Leckereien“ (z. B. Joghurt, Pudding) zum Einsatz kommen.
- Zu dieser Übung kann lustige Kindermusik gespielt werden, oder die Therapeutin oder der Therapeut singt ein Lied.
- Dieses Spiel ist gruppentauglich.

Fehlerquellen und Kontraindikation:

- Das Kind kann seinen Mund noch nicht allein mit der Zunge von außen an allen Stellen ablecken.
- Das Kind ist taktil noch unsicher und toleriert außerhalb des Mundes keine Streusel etc.

Lösungen:

- Das Kind kann seinen Mund mit Wasser von außen anfeuchten.
- Die Therapeutin oder der Therapeut animiert das Kind zu einer lustigen Kinderdisco. Gemeinsam kreieren sie ein Beatboxen. Das macht Spaß und klingt lustig.

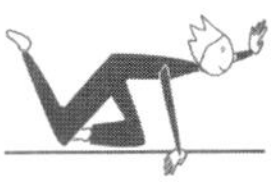

Übung 7: Krabbelparcours (Integration Symmetrisch tonischer Nackenreflex)

Therapieziel: Das Kind soll sich krabbelnd im Spiel fortbewegen. Dabei sollen die Hände geöffnet sein. Der Kopf soll in der Verlängerung des Halses im Übergang zum geraden Rücken gehalten werden können. Die Beine sollen auf dem Boden liegen, die Füße sollen auf dem

Boden schleifen und nicht angehoben werden. Beim Krabbeln soll das Kind auf seine Beckenaufrichtung achten und durch den Mundschluss die Zungenruhelage finden und halten.

Weiterer Einfluss auf:

- Tonus: Kräftigung der Muskulatur, vor allem der Muskulatur des Rumpfes und der Stützfunktion der Arme, was die Stabilität des Schultergürtels unterstützt
- Integration Palmar-Reflex: Auswalzen der offenen Hände beim Krabbeln
- Aktivierung der Rotationsbewegung des Rumpfes und des reziproken Bewegungsmusters des ganzen Körpers
- Koordination von Bewegung und Mundschluss mit Zungenruhelage
- Aufmerksamkeit und Konzentration auf die Sache

Dauer: 10 bis 15 Minuten

Material / Alternativen:

- verschiedene Materialien: Decken, Säcke, Tonnen, Stühle, Tunnel, Tische, offene Kartons, Beschwerungssäckchen etc.

Vorübung:

- aus dem Therapiebereich „Haltung / Tonus": Felsen
- aus dem Therapiebereich „Reflexe": Das ist die Reibe

Durchführung: Das Kind gestaltet gemeinsam mit der Therapeutin oder dem Therapeuten einen „Krabbelparcours". Zum Einsatz kommen verschiedene Untergründe auf dem Boden (Decken, Säcke, offene Kartons, Beschwerungssäckchen etc.). Das Kind krabbelt auf Händen und Knien durch / über den Parcours. Der Kopf sollte dabei in der Verlängerung zum Hals gehalten werden können.

Varianten:

- Das Kind hat Lust, mit geschlossenen Augen zu krabbeln. Dadurch wird das Krabbeln noch langsamer und kann intensiver gespürt werden.
- Das Kind krabbelt jeweils in die Richtung des Raumes, wo es die Therapeutin oder der Therapeut über ein Reibegeräusch hinführt. Dieses „Reibegeräusch" entsteht ganz leicht, indem man zwei Hände gegeneinanderreibt. Dieses Geräusch ist hochfrequent und vom Kind gut zu hören.
- Diese Übung ist gruppentauglich. Man kann auch einen „Raschelkanal" über das Reibegeräusch paarweise erzeugen. Das Kind krabbelt durch den „Raschelkanal". Danach ist das nächste Kind an der Reihe.

Fehlerquellen und Kontraindikation:

a. Das Kind verfällt immer wieder in ein homolaterales Krabbelmuster oder in ein „Häschen-hüpf"-Muster und hebt während des Krabbelns die Beine und Füße vom Boden ab.
b. Das Kind zeigt eingekrallte Zehen beim Krabbeln (Plantar-Restreaktionen).

Lösungen:

a. Die Therapeutin oder der Therapeut geht in Krabbelposition, und das Kind stellt sich hinter die Therapeutin oder den Therapeuten ebenfalls in Krabbelposition auf. Nun darf das Kind sich an den Beinen der Therapeutin oder des Therapeuten festhalten und führt die vorgegebene Bewegung mit den Armen nach. Anschließend hält sich die Therapeutin oder der Therapeut beim Krabbeln an den Beinen des Kindes fest und führt und schiebt die Füße dabei sanft über den Boden in reziproker Bewegung an (auch gruppentauglich).
b. Das Kind krabbelt eine schiefe Ebene hoch und kommt dabei allein oder durch die Unterstützung der Therapeutin oder des Therapeuten zu einem aktiven Zeheneinsatz.

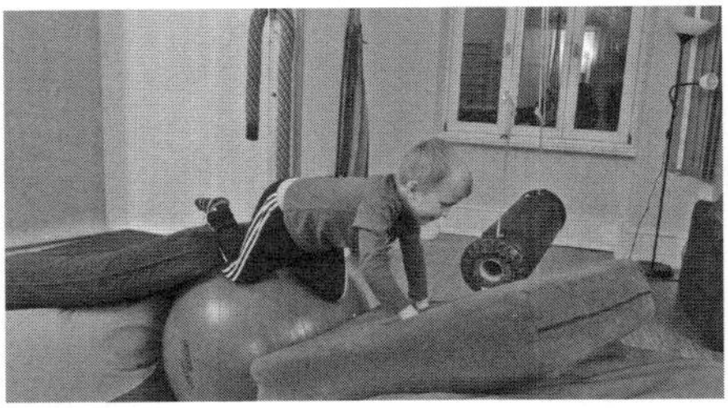

Abb. 29: Therapiebeispiel, Übung 7: Krabbelparcours

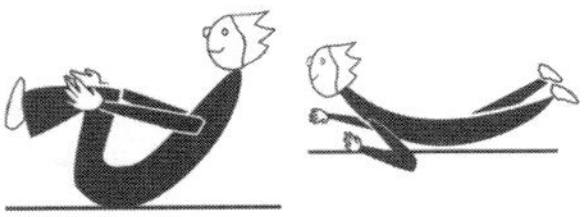

Übung 8: Paket und Flugzeug (Integration Tonischer Labyrinthreflex rückwärts / vorwärts)

Therapieziel: Das Kind soll im Spiel die Schwerkraft jeweils aus der Bauch- und der Rückenlage überwinden. Dabei soll es auf seine Beckenaufrichtung achten und durch den Mundschluss die Zungenruhelage finden und halten können.

Weiterer Einfluss auf:

- Rumpf- / Kopfkontrolle
- Tonus und Tonusregulation
- vestibuläre Regulation
- Koordination von Bewegung und Mundschluss mit Zungenruhelage
- Aufmerksamkeit und Konzentration auf die Sache

Dauer: 3 bis 5 Minuten

Material / Alternativen:

- Matte
- kleines Kopfkissen

Vorübung:

- aus dem Therapiebereich „Bewegung“: Das Spiel auf dem Trampolin
- aus dem Therapiebereich „Wahrnehmung“: Pizza backen

Durchführung Paket: Das Kind liegt in Rückenlage, wobei Kopf und Rumpf komplett auf der Matte abgelegt werden. Die Beine werden an den Bauch herangezogen. Jetzt liegt das Kind wie ein Paket auf dem Boden. Es versucht, die Haltung für einige Zeit beizubehalten. Das Kind bemüht sich, den Kopf in Richtung seiner Knie anzuheben. Dabei helfen die Arme mit. Hier kann das Kind sich mit den Händen an den Knien festhalten oder die Beine umklammern: Das Paket wird mit den Händen „zugeschnürt“. Auch jetzt versucht das Kind, die Haltung ein paar Sekunden zu halten. Die Atmung soll dabei frei fließen. Das Kind achtet dabei auf seinen Mundschluss und die korrekte Zungenlage.

Durchführung Flugzeug: Das Kind liegt ausgestreckt auf dem Boden auf einer Matte in Bauchlage. Der Rumpf und die Beine werden mittig abgelegt. Der Kopf liegt mit der Stirn auf der Matte, sodass der Nacken gestreckt ist. Die Arme können gestreckt oder in U-Form rechts und links neben dem Kopf abgelegt werden. Auf Kommando der Therapeutin oder des Therapeuten startet das „Flugzeug“. Hierbei muss das Kind Arme und Beine strecken und den Kopf vom Boden abheben (Fliegerhaltung). Das Kind versucht, die Haltung ein paar Sekunden zu halten. Die Atmung soll dabei frei fließen. Das Kind achtet dabei auf seinen Mundschluss und die korrekte Zungenlage.

Varianten:

- Bei der Integration von TLR rückwärts und TLR vorwärts soll das Kind immer wieder seine Körpermitte kontrollieren.

Es soll im Kontrast dazu die nicht korrekte Mundfunktion einnehmen und den Unterschied in der Bewegung erspüren und mit der Therapeutin oder dem Therapeuten kommunizieren.

Fehlerquellen und Kontraindikation:
Paket:

a. Es erfolgt keine Nackenstreckung.
b. Das Kind hat Schwierigkeiten, die Position in Rückenlage mittig zu halten, und kippt immer wieder zu einer Seite um.

Lösungen:

a. Das Kind soll seinen Blick auf die Knie richten. Damit ist eine optimale Nackenstreckung gegeben. Die Therapeutin oder der Therapeut kann ein Bohnensäckchen oder kleines Kissen unter den Kopf des Kindes legen. Das Kind erhält einen visuellen Stimulus (Klammer, Klebepunkt) auf die Knie.
b. Die Therapeutin oder der Therapeut versucht, das Kind zunächst über seine Hände in der Mitte zu halten. Oder sie bzw. er legt Beschwerungssäckchen rechts und links an den Rumpf und stabilisiert dadurch die Haltung. Weiterhin kann später über einen leichten Druck rechts und links an den angewinkelten Beinen das Kind zur Tonusregulation aktiviert werden. Das Kind versucht, über Muskelkraft seine Körpermittellage zu halten.

Fehlerquellen und Kontraindikation:
Flugzeug:

a. Das Kind kann die Arme und Beine noch nicht allein gestreckt über den Boden halten.

b. Das Kind hat noch eine unsichere Rumpfkontrolle bei der Fliegerhaltung auf dem Rollbrett.
c. Das Kind kann den Kopf nicht in der Mittellage halten, ohne sich dabei aufzustützen.

Lösungen:

a. Die Therapeutin oder der Therapeut baut mit dem Kind zwei Rollbretter zusammen, um die Auflagefläche zu vergrößern, auch ein Pörnbacher-Keil kann zum Einsatz kommen.
b. Das Kind nimmt die Flugzeughaltung zunächst auf einer Matte ein und zählt die Sekunden, wie lang es schon seine Arme und Beine gestreckt vom Boden halten kann, und spürt dabei die Auflagefläche des Rumpfes.
c. Das Kind kann die Arme zunächst im Unterarmstütz auf dem Rollbrett ablegen und genießt die Fahrt in den weichen Sack, wobei nun der Kopf zuerst im Sack landet.

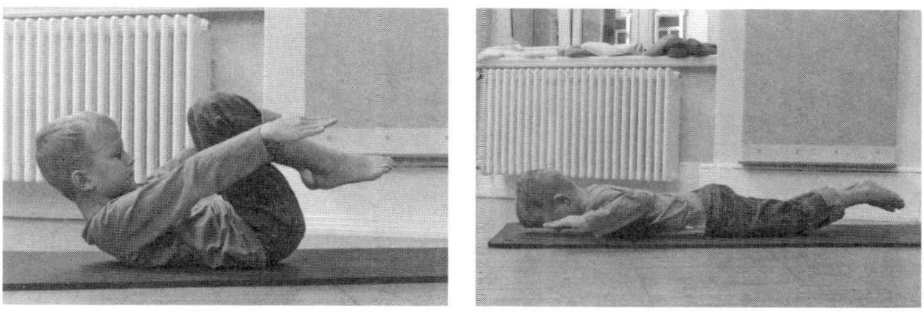

Abb. 30: Therapiebeispiel, Übung 8: Paket und Flugzeug

6.2.3 Therapiebereich „Tonus / Haltung“

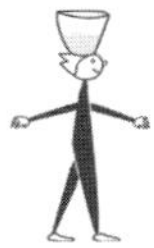

Übung 9: Wasserträger

Therapieziel: Das Kind soll im Stand und beim Gehen Beschwerungssäckchen auf seinem Kopf transportieren. Durch das Gewicht der Säckchen soll es beim Laufen und Stehen seine Körperspannung anpassen, auf die Nacken- und Beckenaufrichtung achten und durch den Mundschluss die Zungenruhelage finden und halten können.

Weiterer Einfluss auf:

- Tonus und Tonusregulation
- Körperkoordination
- Koordination von Bewegung und Mundschluss mit Zungenruhelage
- Aufmerksamkeit und Konzentration auf die Sache

Dauer: 10 bis 12 Minuten

Material / Alternativen:

- Beschwerungssäckchen unterschiedlicher Schwere
- Behältnis für die Säckchen
- ggf. Rollbrett
- großer Löffel oder Suppenkelle: statt Transport eines Säckchens auf dem Kopf Durchführung des Spiels als „Eierlaufen“

Vorübung:

- aus dem Therapiebereich „Tonus / Haltung“: Felsen
- aus dem Therapiebereich „Reflexe“: Das ist die Reibe (Fußmassage)

Durchführung: Die Therapeutin oder der Therapeut legt dem Kind Beschwerungssäckchen als „Wasserbeutel“ auf den Kopf. Das Kind balanciert die Säckchen eine entsprechende Strecke durch den Raum zu einer „Wasserstelle“ und kippt dort die Säckchen in einen Behälter ab. Anschließend können z. B. Tiere damit versorgt werden.

Varianten:

- Die Säckchen können im Einbeinstand oder in der Hocke vor dem Behälter abgekippt werden. Das erhöht die Wahrnehmung im Gleichgewicht.
- Das Kind kann beim Laufen die Geschwindigkeit verändern und dabei die Erfahrung machen, dass mehr Säckchen ans Ziel kommen, wenn das Tempo zu Beginn der Übung reduziert wird. (Das Kind kann durch das Reduzieren von Geschwindigkeit bei dieser Übung die Körperfunktionen besser erspüren und die Mundfunktionen genauer wahrnehmen).

Fehlerquellen und Kontraindikation:

- Kinder mit instabiler Nackenkontrolle (schwacher Nackentonus und/oder Verdacht auf ein KISS-Syndrom) können die Säckchen auf dem Kopf nicht halten und klagen über Beschwerden am Nacken.

Lösungen:

- Die Therapeutin oder der Therapeut bietet dem Kind den Transport der „Wassersäckchen“ in Bauchlage auf dem Rollbrett an. Die Säckchen können dann auf dem Rücken transportiert werden.
- Das Kind kann auch einen großen Hut tragen (Melone) und auf dem Hut Gegenstände transportieren, die nicht so schwer sind (Holztiere, Holzbausteine etc.).

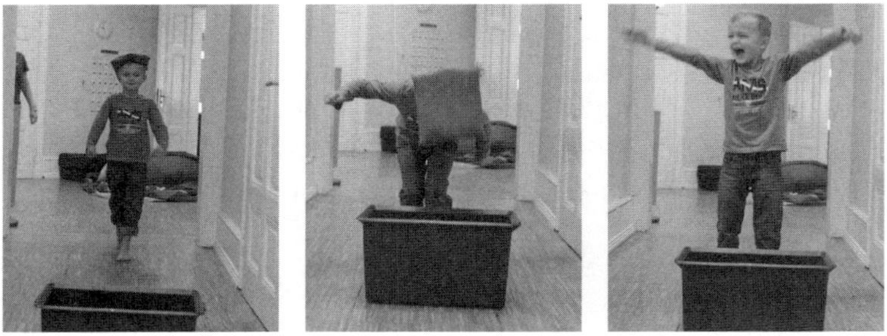

Abb. 31: Therapiebeispiel, Übung 9: Wasserträger

Übung 10: Regenwurm

Therapieziel: Das Kind soll in Bauchlage wechselnd entspannt ausgestreckt und dann wieder im Unterarmstütz die Säcke auf seinem Körper halten. Dabei soll es auf seinen Mundschluss achten und die Zungenruhelage finden und halten.

Weiterer Einfluss auf:

- tiefensensorische Wahrnehmung
- taktil-kinästhetische Wahrnehmung
- Körperschema
- Integration Moro-Reflex
- Tonusregulation/Bewegung: beim Herausziehen aus den Säcken Aufbau von Spannung im ganzen Körper und dabei Befreiung aus dem „Berg“ in einer Kriechbewegung im Unterarmstütz
- Koordination von Bewegung und Mundschluss mit Zungenruhelage
- Aufmerksamkeit und Konzentration auf die Sache

Dauer: 15 Minuten

Material / Alternativen:

- Therapiematte
- große Beschwerungssäcke, Beschwerungssäckchen
- ggf. große Kissen
- ggf. großes Laken, gefüllt mit Luftballons oder Kissen

Vorübung:

- aus dem Therapiebereich „Wahrnehmung": Pizza backen

Durchführung: Das Kind liegt auf einer Matte. Die Therapeutin oder der Therapeut deckt es mit kleinen und großen Beschwerungssäcken zu. Dabei entscheidet das Kind, wie viele Säcke es auf dem Körper spüren will. Am Ende des Spiels bekommt das Kind die Aufgabe, sich aus den Säcken im Unterarmstütz zu befreien, ohne dass der „Berg" von Säcken umfällt oder stark verrutscht. Die ganze Zeit soll das Kind auf seinen Mundschluss und die Zungenruhelage achten. Im Spiel kann die Geschichte vom „Regenwurm" begleitend erzählt werden.

Geschichte „Der Regenwurm"
Es war einmal ein Regenwurm, der lebte bei Wind, Wetter und bei Sturm auf der kalten Wiese. Da kommt der Gärtner (*Therapeutin / Therapeut*) vorbei und fragt den kleinen Regenwurm (*Kind*): „Regenwurm, brauchst du noch etwas Erde?" „Ja", sagt der kleine Regenwurm, und der Gärtner nimmt seinen Spaten, gräbt und gräbt und legt dem kleinen Regenwurm die Erde auf seinen Körper (*Beschwerungssäckchen*). Dann geht der Gärtner nach Hause, kocht sich eine Suppe und legt sich schlafen. Am nächsten Morgen, als der Hahn kräht, steht der Gärtner wieder auf und geht abermals in seinen Garten und fragt den kleinen Regenwurm erneut: „Regenwurm, brauchst du noch etwas Erde?" „Ja", sagt der kleine Regenwurm …

Varianten:

- Die Therapeutin oder der Therapeut nimmt zu Beginn nur kleine Säcke und steigert dann die Beschwerung mit großen Säcken.
- Die Therapeutin oder der Therapeut kann den „Berg“ noch mit einem großen Schwungtuch bedecken (= der Gärtner sät Blumensamen auf die Erde).
- Das Kind kann sich anschließend verstecken, und der Gärtner sucht den „Regenwurm“ auf der Wiese (unter dem Schwungtuch).

Fehlerquellen und Kontraindikation:

a. Ein Kind mit Moro-Restreaktionen bekommt eventuell Platzangst unter den Säcken und vermeidet in Zukunft ganzkörperliche tiefensensorische Stimulation.
b. Andere Kinder haben trotz ihrer tiefensensorischen Unterfunktion noch nicht die innere Ruhe, sich auf eine passive Stimulation einzustellen. Sie sind eher unruhig und brechen das Spiel schnell ab.

Lösungen:

a. Die Therapeutin oder der Therapeut bittet ein Elternteil, das Spiel zu begleiten. Es liegen dann zwei „Regenwürmer“ auf der Wiese, und das Kind entscheidet, wie viele Säcke auf den Körper gelegt werden sollen.
b. Das Kind darf aktiv sein und die Säcke für einen Haufen zusammenschieben, der „Wurm“ kriecht dann auf den Berg hinauf.

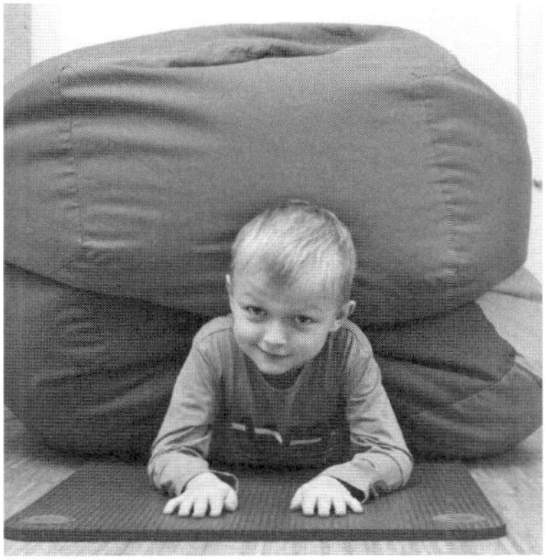

Abb. 32: Therapiebeispiel, Übung 10: Regenwurm

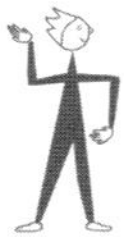

Übung 11: Bildhauer

Therapieziel: Das Kind soll mit geschlossenen Augen die Haltungsveränderung erspüren, merken und nachstellen. Dabei soll es auf seinen Mundschluss achten und die Zungenruhelage finden und halten.

Weiterer Einfluss auf:

- tiefensensorische Wahrnehmung
- taktil-kinästhetische Wahrnehmung
- vestibuläre Regulation
- Körperschema
- Koordination von Bewegung und Mundschluss mit Zungenruhelage
- Aufmerksamkeit und Konzentration auf die Sache

Dauer: 5 bis 10 Minuten

Material / Alternativen:

- Therapiematte

Vorübung:

- aus dem Therapiebereich „Tonus/Haltung“: Felsen

Durchführung: Das Kind und die Therapeutin oder der Therapeut stehen sich gegenüber. Die Therapeutin oder der Therapeut ist der „Bildhauer“ und das Kind ein „Felsen“, aus dem der Bildhauer nun eine Skulptur erschaffen will. Dabei verändert die Therapeutin oder der Therapeut die Haltung des Kindes. Wenn das Kind möchte, kann es dabei die Augen schließen, um die Haltungsänderung noch intensiver zu spüren. Das Kind merkt sich die neue Haltung, denn nun zerstört der Bildhauer die Figur, und das Kind geht in die ursprüngliche Felsenhaltung zurück. Jetzt zaubert sich der Felsen erneut in die Skulptur zurück. Kind und Therapeutin oder Therapeut kontrollieren die Richtigkeit der Haltung am Ende des Spiels.

Varianten:

- Das Kind kann das Spiel auch im Sitzen oder Liegen ausprobieren.
- Das Kind und die Therapeutin oder der Therapeut tauschen die Rollen.
- Zu Beginn können nur wenige und leichte Haltungsveränderungen vorgenommen werden.
- Das Kind soll in Reihenfolge die Körperteile nachstellen.
- Die Augen können geöffnet bleiben.

Fehlerquellen und Kontraindikation:

- Das Kind kann sich nicht die Haltung merken.

Lösung:

- Die Therapeutin oder der Therapeut macht Fotos (vorher/nachher), die im Anschluss gemeinsam verglichen werden. Achtung: Fotoaufnahmen in der Therapie mit den Eltern vorher absprechen und am Therapieende wieder löschen!

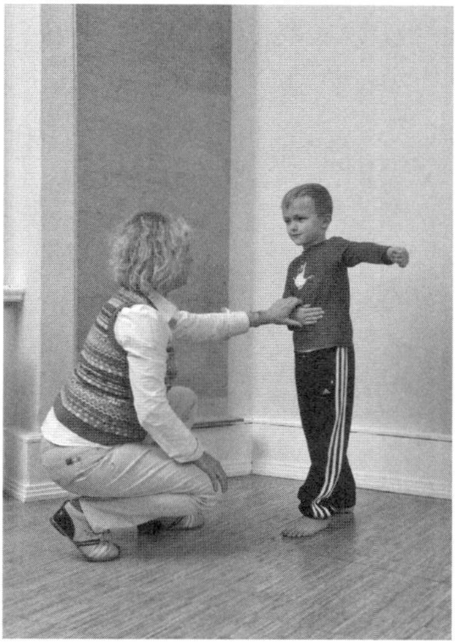

Abb. 33: Therapiebeispiel, Übung 11: Bildhauer

6.2.4 Therapiebereich „Gleichgewicht“

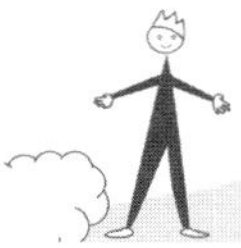

Übung 12: Wir fahren übers Meer

Therapieziel: Das Kind soll sein Gleichgewicht halten, wenn sich das Tuch unter seinen Füßen über den Boden bewegt und es barfuß auf dem Tuch steht. Nach der Bewegungssequenz soll es sich beim Anhalten nach vorn fallen lassen. Das Kind soll sich im Unterarmstütz (parachute Abstützreaktion) und über die Bauchlage in einen weichen Sack fallen lassen. Dabei soll es auf seinen Mundschluss achten und die Zungenruhelage finden und halten.

Weiterer Einfluss auf:

- Tonus und Tonusregulation
- vestibuläre Regulation
- parachute Abstützreaktion

- posturale Kontrolle (Halte- und Stellreaktionen)
- Koordination von Bewegung und Mundschluss mit Zungenruhelage
- Aufmerksamkeit und Konzentration auf die Sache

Dauer: 10 bis 15 Minuten

Material / Alternativen:

- Schwungtuch
- Sitzsack
- ggf. großes Bettlaken, Tuch, Wolldecke

Vorübung:

- aus dem Therapiebereich „Reflexe": Das ist die Reibe (Fußmassage)

Durchführung: Das Kind steht barfuß auf einem Schwungtuch oder auf einem großen Bettlaken und wird von der Therapeutin oder vom Therapeuten durch den Raum gezogen. Das Kind muss hierbei das Gleichgewicht halten. Beim Signalwort „Loch" im Lied lässt sich das Kind im Unterarmstütz und in Bauchlage in einen Sitzsack fallen, der vor ihm auf dem Schwungtuch liegt.

Vertonung und Noten stehen als Online-Zusatzmaterialien zur Verfügung.

Liedtext „Wir fahren übers Meer"
Wir fahren übers Meer, und der Mund ist geschlossen, die Zunge liegt am Schlafplatz, und mir wachsen große Flossen.
Auf einmal kommen kleine Quallen an die Beine.
Doch das tut nicht weh! Lieber fall ich doch … in ein Loch. (*Kind fällt in den Sitzsack.*)

Wir fahren übers Meer, und der Mund ist geschlossen, die Zunge liegt am Schlafplatz, und mir wachsen große Flossen.
Auf einmal kommen kleine Steine an die Beine.
Doch das tut nicht weh! Lieber fall ich doch … in ein Loch. (*Kind fällt in den Sitzsack.*)
Wir fahren übers Meer, und der Mund ist geschlossen, die Zunge liegt am Schlafplatz, und mir wachsen große Flossen.
Auf einmal kommen kleine Krebse an die Beine.
Doch das tut nicht weh! Lieber fall ich doch … in ein Loch. (*Kind fällt in den Sitzsack.*)

Varianten:

- Das Kind und die Therapeutin oder der Therapeut denken sich immer neue Dinge aus, die an die Beine stoßen (Haie, Muscheln, Austern etc.). Dadurch verlängert sich die Übung, und die Wahrnehmungsleistungen für Körper und Mund des Kindes werden ausdauernder erbracht.

Fehlerquellen und Kontraindikation:

- Kinder mit vestibulärer Überempfindlichkeit fühlen sich der Aufgabe nicht immer gleich gewachsen. Achtung, aufpassen, dass das Kind nicht nach hinten kippt!

Lösung:

- Das Kind muss die Übung nicht gleich im Stand beginnen, sondern kann erst einmal im Schneider- oder Kniesitz sein Gleichgewicht auf dem Schwungtuch erproben.

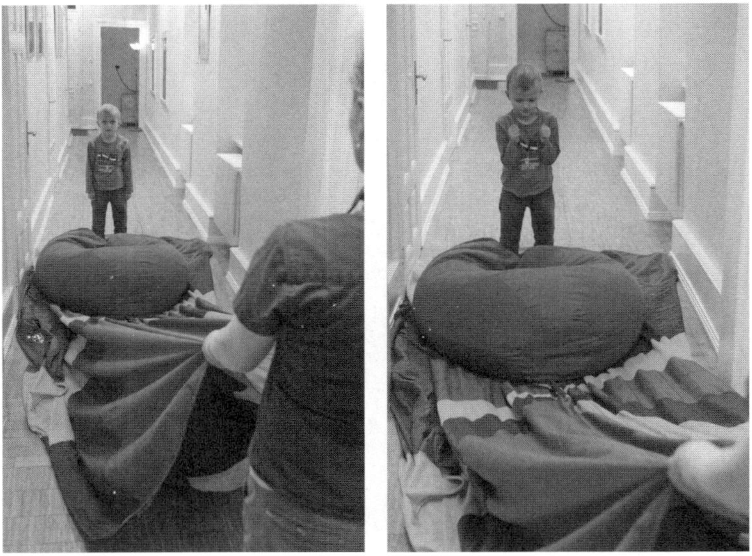

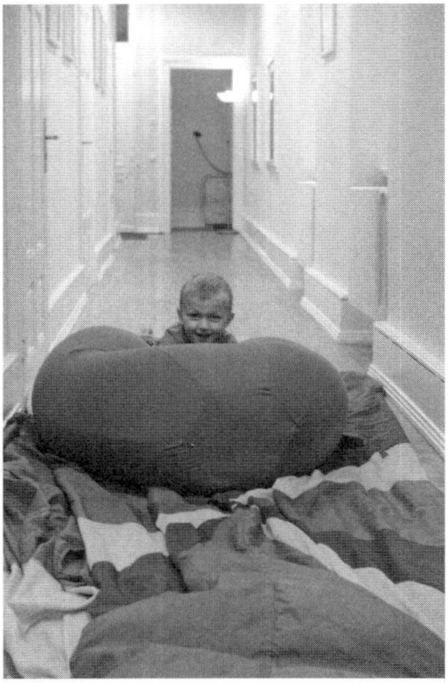

Abb. 34: Therapiebeispiel, Übung 12: Wir fahren übers Meer

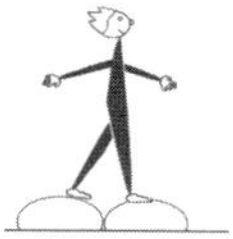

Übung 13: Wüstenlauf

Therapieziel: Das Kind soll im Spiel seine Füße intensiv mit dem Untergrund in Kontakt bringen und dabei sein Gleichgewicht halten. Währenddessen soll es auf seinen Mundschluss achten und die Zungenruhelage finden und halten.

Weiterer Einfluss auf:

- vestibuläre Regulation
- Integration Plantar-Restreaktion
- Tonus und Tonusregulation
- posturale Kontrolle (Halte- und Stellreaktionen)
- Körperwahrnehmung
- parachute Abstützreaktion
- Koordination von Bewegung und Mundschluss mit Zungenruhelage
- Aufmerksamkeit und Konzentration auf die Sache

Dauer: 5 bis 10 Minuten

Material / Alternativen:

- große Sitzkissen, Beschwerungssäcke
- ggf. verschieden große Kissen, ein mit Luftballons gefüllter Bettbezug

Vorübung:

- aus dem Therapiebereich „Tonus / Haltung": Felsen
- aus dem Therapiebereich „Reflexe": Das ist die Reibe (Fußmassage)

Durchführung: Das Kind läuft ohne Schuhe über mehrere große Sitzsäcke oder Beschwerungssäcke, die hintereinander auf dem Boden liegen. Das Kind stampft sich einen Weg am Rand der Säcke entlang und versucht, einmal rechts und einmal links herum auf den Säcken zu laufen. Durch das Sackmaterial (meist Polyethylen oder Styropor) gibt der Sack bei jedem Fußtritt nach, als würde man durch tiefen Sand laufen. Das Kind versucht dabei, über seine Tonusregulation so wenig wie möglich umzufallen. Wenn das Kind fällt, wird auf eine adäquate Abstützreaktion geachtet.

Varianten:

- Das Kind läuft barfuß auf den Säcken und spürt somit einen besseren Kontakt zum Untergrund.
- Das Kind durchläuft die Übung wieder mit den Kontrasten in der Mundfunktion und spürt den Unterschied: offener Mund vs. geschlossener Mund, Zunge am Schlafplatz vs. Zunge liegt schlaff im Mundboden.
- Das Kind versucht die Übung mit verschiedenen Geschwindigkeiten.
- Das Kind muss dabei Gegenstände (z. B. Sandsäckchen) transportieren.

Fehlerquellen und Kontraindikation:

- Das Kind ist mit dieser Gleichgewichtsübung überfordert und wird unruhig, da die Verarbeitung der langsamen vestibulären Reize mehr Kraft einfordert.

Lösungen:

- Es werden nur kleine Kissen angeboten, die das Kind überwinden muss.
- Die Therapeutin oder der Therapeut bietet dem Kind ein anderes Spiel an, bei dem der Bewegungsimpuls stärker spürbar ist (z. B. Rakete aus dem Therapiebereich „Bewegung“).

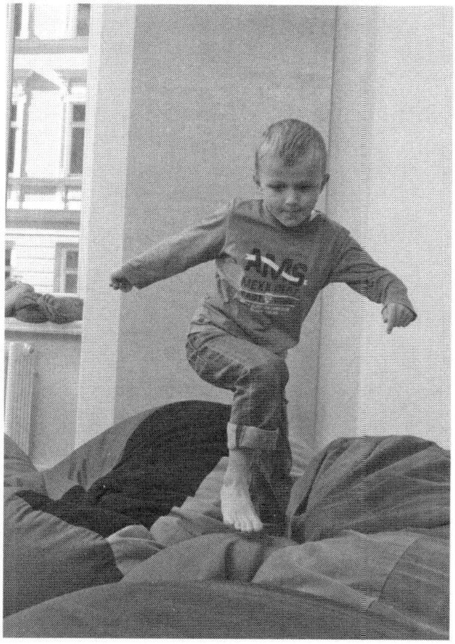

Abb. 35: Therapiebeispiel, Übung 13: Wüstenlauf

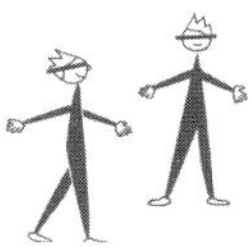

Übung 14: Die Suche nach dem Partner oder der Partnerin

Therapieziel: Das Kind soll sich in der Bewegung einem akustischen Reiz zuwenden und dabei sein Körper-Raumlage-Schema wahrnehmen. Währenddessen soll es auf seinen Mundschluss achten und die Zungenruhelage finden und halten.

Weiterer Einfluss auf:

- auditiv-vestibuläres System und seine Verarbeitung
- Tonus und Tonusregulation
- Koordination von Bewegung und Mundschluss mit Zungenruhelage
- Aufmerksamkeit und Konzentration auf die Sache

Dauer: 5 bis 10 Minuten

Vorübung:

- aus dem Therapiebereich „Wahrnehmung“: Pizza backen

Durchführung: Das Kind und die Therapeutin oder der Therapeut laufen oder krabbeln durch den Raum und versuchen dabei, die Augen geschlossen zu halten. Sie starten jeweils an einem anderen Ausgangspunkt im Raum und machen das gleiche Geräusch. Sie versuchen, den Partner oder die Partnerin zu finden, und verlassen sich dabei nur auf ihre Ohren und das „gute“ Gleichgewicht, bis sie sich berühren.

Varianten:

- Das Kind darf die Augen geöffnet lassen (Achtung, vor allem bei Kindern mit Moro-Restreaktionen!), und die Spielpartnerinnen und -partner versuchen, sich durch Rückwärtsgehen zu finden.
- Das Kind darf die Geräusche auswählen.
- Die Therapeutin oder der Therapeut sucht Geräusche, die vor allem die Mundmuskeln mit einbeziehen (Labiale, Nasale).
- Dieses Spiel ist gruppentauglich, zwei Personen machen dasselbe Geräusch.

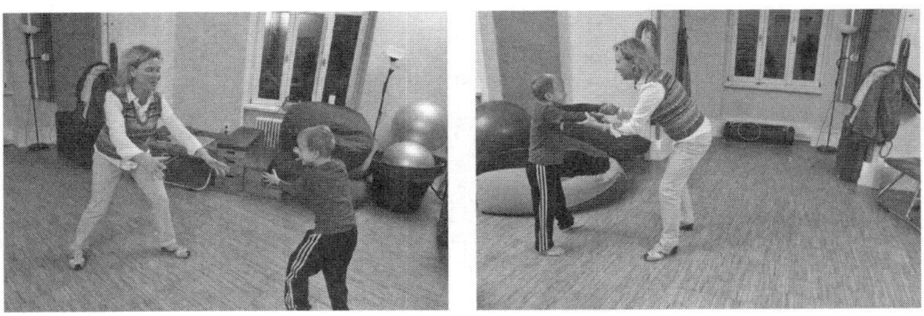

Abb. 36: Therapiebeispiel, Übung 14: Die Suche nach dem Partner oder der Partnerin

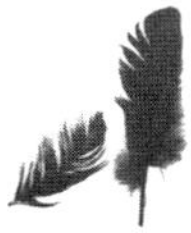

Übung 15: Feder in Balance

Therapieziel: Das Kind soll während einer Pusteübung sein motorisches Gleichgewicht bei einer Drehbewegung um die eigene Achse erleben. Im Anschluss soll es sein statisches Gleichgewicht wahrnehmen, wenn die Basis der Fußstellung sich von zwei Füßen auf einen Fuß verkleinert. Dabei soll es auf seinen Mundschluss achten und die Zungenruhelage finden und halten.

Weiterer Einfluss auf:

- Tonus und Tonusregulation
- Gleichgewicht
- parachute Abstützreaktion
- posturale Kontrolle (Halte- und Stellreaktion)
- Koordination von Gleichgewichtsstimulation und Bewegung, bei gleichzeitiger Beherrschung der adäquaten Mundfunktion
- Aufmerksamkeit und Konzentration auf die Sache

Dauer: 5 – 10 Minuten

Material/Alternativen:

- Federn
- Wurftücher
- Seifenblasen

Vorübung:

- aus dem Therapiebereich „Haltung/Tonus“: Felsen

Durchführung: Das Kind hält eine Feder in seiner Hand und pustet sie nach oben in die Luft. Gleich im Anschluss dreht sich das Kind um seine eigene Achse und versucht, die Feder im Flug aufzufangen, noch bevor sie den Boden berührt. Jetzt soll das Kind sofort auf beiden Beinen in einen sicheren Stand zurückkommen und im Einbeinstand die Übung beenden können.

Varianten:

- Das Kind und der Therapeut oder die Therapeutin beobachten sich im Spiel mit dem Gleichgewicht und erhöhen oder reduzieren die Drehgeschwindigkeit und die Rundenanzahl.
- Das Kind hat Lust, gleich zwei Federn in die Luft zu pusten.
- Das Kind durchläuft die Übung wieder mit den Kontrasten in der Mundfunktion und spürt den Unterschied in der Gleichgewichtsregulation: offener Mund vs. geschlossener Mund, Zunge am Schlafplatz vs. Zunge liegt schlaff im Mundboden.

Fehlerquellen und Kontraindikation:

- Das Kind ist mit dieser Gleichgewichtsübung überfordert und wird unruhig und fahrig.
- Drehbewegungen überfordern das Kind noch zu stark.
- Kompensatorisch assoziiert das Kind mit starken Zungenbewegungen.
- Die Abstützreaktion kann nicht sicher abgerufen werden.

Lösungen:

- Das Kind dreht sich, kommt zurück in die Statik und nimmt bewusst sein Körpergefühl wahr. Das Kind und der Therapeut oder die Therapeutin sprechen über das erlebte Schwindelgefühl und finden im Anschluss Möglichkeiten, zur körperlichen Sicherheit zurückzufinden, z. B. über Körpermassagen, festes Aufstampfen mit beiden Füßen, die Hände kräftig gegeneinander reiben.

- Der Einbeinstand muss die Übung nicht beenden, das Kind bleibt mit beiden Beinen stehen.
- Das Spiel wird als Team gespielt: Das Kind pustet und der Therapeut oder die Therapeutin dreht sich und fängt die Feder auf, danach erfolgt ein Wechsel.

6.2.5 Therapiebereich „Bewegung“

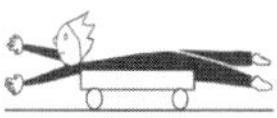

Übung 16: Rakete

Therapieziel: Das Kind soll sich während der Fahrt in Bauchlage auf dem Rollbrett halten und dabei die Arme und Beine gestreckt vom Körper positionieren. Dabei soll es auf seinen Mundschluss achten und die Zungenruhelage finden und halten.

Weiterer Einfluss auf:

- Integration der Restreaktion von TLR (vorwärts)
- Rumpf-/Kopfkontrolle
- Tonus und Tonusregulation
- vestibuläre Regulation
- posturale Kontrolle (Halte- und Stellreaktionen)
- Koordination von Bewegung und Mundschluss mit Zungenruhelage
- Aufmerksamkeit und Konzentration auf die Sache

Dauer: 5 bis 8 Minuten

Material/Alternativen:

- Rollbrett
- große Sitzkissen
- ggf. Skateboard, Pezziball

Vorübung:

- aus dem Therapiebereich „Bewegung“: Das Spiel auf dem Trampolin
- aus dem Therapiebereich „Tonus/Haltung“: Felsen

Durchführung: Das Kind liegt auf einem Rollbrett in Bauchlage. Der Rumpf und der Kopf sollen dabei in der Mitte gehalten werden. Die Arme und Beine werden vom Körper gestreckt über dem Boden gehalten (Fliegerhaltung). Der Kopf soll dabei nicht überstreckt werden. Die Therapeutin oder der Therapeut zieht das Kind abwechselnd an den Beinen und Armen vor und zurück, sodass das Rollbrett in Fahrt kommt, und zählt laut bis drei. Bei „drei“ lässt die Therapeutin oder der Therapeut das Kind los. Jetzt fährt das Kind mit nach vorn gestreckten Armen und gestreckten Beinen gegen einen weichen Sitzsack.

Varianten:

- Das Kind schiebt den Sitzsack immer weiter weg.
- Das Kind soll immer wieder seine Körpermitte kontrollieren. Passen beide Arme rechts und links auf das Rollbrett, oder ist der Abstand ungleich?
- Das Kind kann die „Rakete“ oder die Fliegerhaltung auch auf einem großen Pezziball erfahren.

Fehlerquellen und Kontraindikation:

a. Das Kind kann die Arme und Beine noch nicht allein gestreckt über den Boden halten.
b. Das Kind hat noch eine unsichere Rumpfkontrolle auf dem Rollbrett.
c. Das Kind kann den Kopf nicht in der Mittellage halten, ohne sich dabei aufzustützen.

Lösungen:

a. Die Therapeutin oder der Therapeut baut mit dem Kind zwei Rollbretter zusammen, um die Auflagefläche zu vergrößern, es kann auch ein Pörnbach-Keil zum Einsatz kommen.
b. Das Kind nimmt zunächst die Haltung vom „Flugzeug" auf einer Matte ein und zählt die Sekunden, wie lang es schon seine Arme und Beine gestreckt vom Boden halten kann, und spürt dabei die Auflagefläche des Rumpfes.
c. Das Kind kann die Arme zunächst im Unterarmstütz auf dem Rollbrett ablegen und genießt die Fahrt in den weichen Sack, wobei nun der Kopf zuerst im Sack landet.

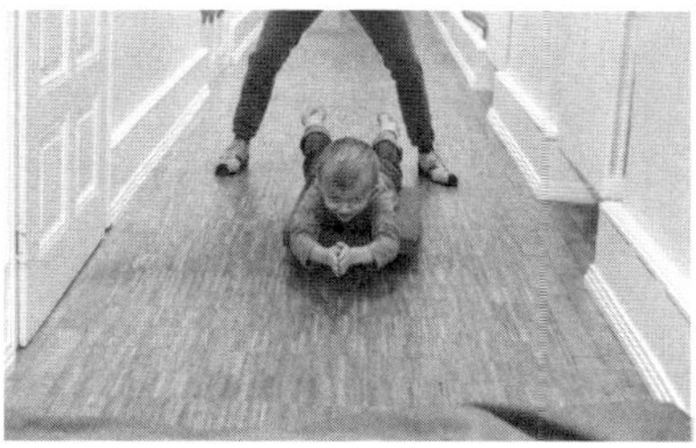

Abb. 37: Therapiebeispiel, Übung 16: Rakete

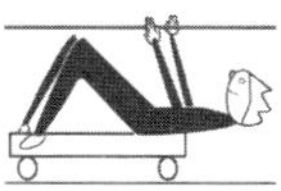

Übung 17: Seilbahn

Therapieziel: Das Kind soll sich in Rückenlage mit angewinkelten Beinen und gestrecktem Nacken auf dem Rollbrett während der Fahrt halten und dabei seine Körpermitte nicht verlieren. Es soll sich über ein Seil mit reziprokem Greifen fortbewegen können. Dabei soll es auf seinen Mundschluss achten und die Zungenruhelage finden und halten.

Weiterer Einfluss auf:

- Integration der Restreaktion von TLR (rückwärts)
- Rumpf-/Kopfkontrolle

- Tonusregulation
- vestibuläre Regulation
- posturale Kontrolle (Halte- und Stellreaktionen)
- Koordination von Bewegung und Mundschluss mit Zungenruhelage
- Aufmerksamkeit und Konzentration auf die Sache

Dauer: 10 bis 15 Minuten

Material/Alternativen:

- Rollbrett
- Seil
- ggf. Schwungtuch, Bettlaken: auf einem Tuch (Schwungtuch) liegend, sich über einen glatten Boden in Rückenlage (Pakethaltung) fortbewegen
- ggf. Sandsäckchen, Tiere, Bildkarten etc. für den Transport

Vorübung:

- aus dem Therapiebereich „Wahrnehmung“: Pizza backen
- aus dem Therapiebereich „Tonus/Haltung“: Felsen

Durchführung: Das Kind liegt in Rückenlage auf einem Rollbrett. Kopf und Rumpf werden komplett auf dem Rollbrett abgelegt und die Beine an den Bauch herangezogen. Jetzt liegt das Kind wie ein Paket auf dem Rollbrett. Es zieht sich an einem Seil entlang, welches über seinem Kopf (mittig) geführt wird. Die Therapeutin oder der Therapeut kann das Seil am anderen Ende halten, oder das Seil kann an der Wand im Therapieraum befestigt werden.

Varianten:

- Das Kind als „Seilbahn“ kann noch Säckchen auf seinem Bauch transportieren oder Bildkarten, Tiere etc. auf seinem Weg einsammeln und benennen.

Fehlerquellen und Kontraindikation:

a. Das Kind hat Schwierigkeiten, den Kopf in Rückenlage in der Mitte bzw. den Nacken gestreckt zu halten.
b. Das Kind kann seine Körpermitte nicht auf dem Rollbrett halten.

Lösungen:

a. Das Kind soll während der Fahrt seinen Blick auf seine Knie richten. Damit ist eine optimale Nackenstreckung gegeben. Auf den Knien kann ein visueller Stimulus befestigt werden (z. B. Klammer, Klebepunkt). Ein kleines Kissen kann den Kopf unterstützen.
b. Das Kind macht die Seilbahnhaltung zunächst wie beim „Paket" nur auf der Matte. Die Therapeutin oder der Therapeut versucht, das Kind über einen leichten Druck an den angewinkelten Beinen aus der Körpermittellage zu bringen. Das Kind muss über Tonusregulation versuchen, in die Mittellage wieder zurückzufinden.

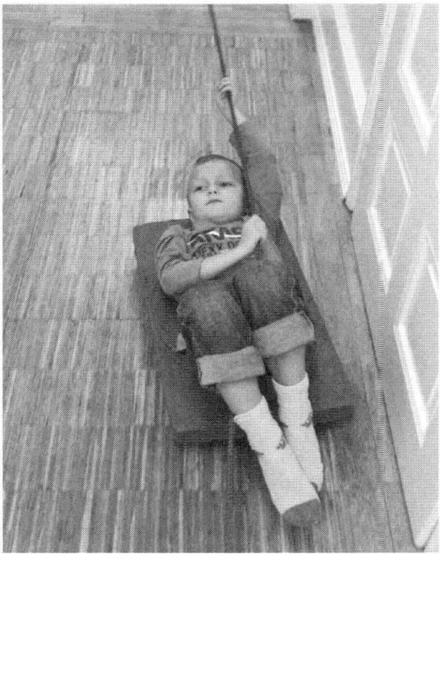

Abb. 38: Therapiebeispiel, Übung 17: Seilbahn

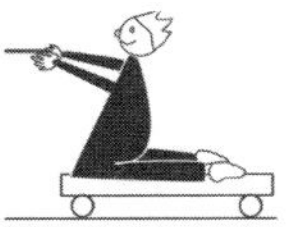

Übung 18: Rettungsboot

Therapieziel: Das Kind soll sich auf einem Rollbrett oder Schwungtuch im Kniesitz mit aufgerichtetem Becken halten, während es im Wechsel mit der rechten und linken Hand Tiere vom Boden aufsammelt und auf das Rollbrett/Tuch legt. Dabei soll es auf seinen Mundschluss achten und die Zungenruhelage finden und halten.

Weiterer Einfluss auf:

- Auge-Hand-Koordination
- Integration Palmar-Reflex
- Feinmotorik
- vestibuläre Regulation
- Tonus und Tonusregulation
- Überkreuzung der Körpermittellinie
- Koordination von Bewegung und Mundschluss mit Zungenruhelage
- Aufmerksamkeit und Konzentration auf die Sache

Dauer: 10 bis 15 Minuten

Material/Alternativen:

- Schwungtuch
- Tiere
- ggf. großes Bettlaken oder Tuch
- ggf. Rollbrett und Seil/Stab: Durchführung mit Rollbrett, Seil oder Stab, falls kein glatter Boden vorhanden ist

Vorübung:

- aus dem Therapiebereich „Tonus/Haltung“: Felsen
- aus dem Therapiebereich „Reflexe“: Das ist die Reibe (Handmassage)

Durchführung: Das Kind sitzt mit guter Becken- und Kopfaufrichtung auf einem Rollbrett/Schwungtuch im Kniesitz oder im Schneidersitz. Die Therapeutin oder der Therapeut zieht das Rollbrett/Schwungtuch über den Boden durch den Therapieraum. Das Kind greift abwechselnd nach rechts und links mit einer Hand und sammelt dabei Tiere ein, die aus dem „Wasser" gerettet werden sollen. Dabei soll das Kind eine stabile Beckenaufrichtung einhalten („Felsen").

Varianten:

- Das Kind darf die Tiere vom Boden mit beiden Händen aufsammeln, indem es dabei über seine Körpermitte greift.
- Das Kind probiert weiterhin aus, ob es nur mit einer Hand über seine Körpermitte greifend das Tier während der Fahrt vom Boden einsammeln kann. Dabei soll es trotzdem auf eine stabile Haltung achten.
- Die Geschwindigkeit kann über das Ziehen am Schwungtuch oder dem Rollbrett gesteigert/reduziert werden.
- Es können schwerere Gegenstände eingesammelt werden.

Fehlerquellen und Kontraindikation:

- Das Kind schafft die Übung zunächst nur in der „Zwergenhaltung", weil die Aufrichtung in den „Felsen" noch zu anstrengend ist.

Lösung:

- Die Therapeutin oder der Therapeut legt dem Kind z. B. ein Kissen (Keilkissen) unter den Po und zwischen die Unterschenkel. Dadurch kann das Becken besser in die Aufrichtung kommen.

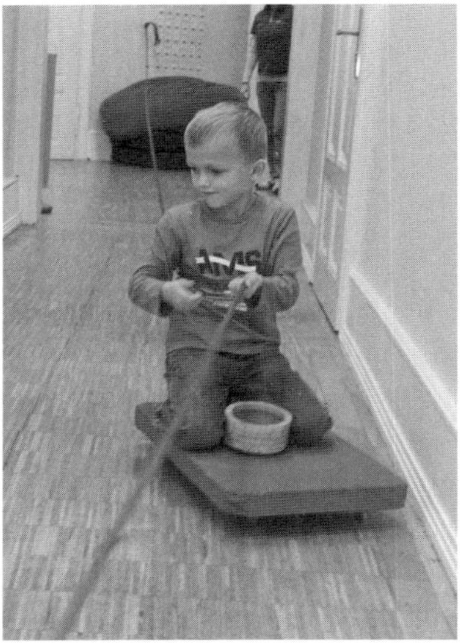

Abb. 39: Therapiebeispiel, Übung 18: Rettungsboot

Übung 19: Lenkrad

Therapieziel: Das Kind soll in der Felsenhaltung auf dem Rollbrett einen Reifen als „Lenkrad" vor sich halten. Dabei wird es durch Zug und Druck durch die Therapeutin oder den Therapeuten in Bewegung versetzt. Eine adäquate Tonusregulation sorgt dafür, dass der Reifen den Körper des Kindes nicht berührt, die Ellenbogen bleiben am Körper. Das Kind soll auf seine Körpermitte achten, mit beiden Händen das „Lenkrad" greifen und seinen Rumpf nach rechts und links verschieben können. Dabei soll der Kopf in der Mitte gehalten werden, der Unterkiefer soll sich nicht mitbewegen, der Mund ist geschlossen und die Zungenruhelage soll in korrekter Position gehalten werden.

Weiterer Einfluss auf:

- Tonus und Tonusregulation
- Kreuzen der Körpermittellinie

- Gleichgewicht
- bilaterale Greiffunktion
- parachute Abstützreaktion
- posturale Kontrolle (Halte- und Stellreaktion)
- Koordination von Körpermitte und Rumpfseitwärtsbewegungen, bei gleichzeitiger Beherrschung der adäquaten Mundfunktion, Mundschluss
- Aufmerksamkeit und Konzentration auf die Sache

Dauer: 10–15 Minuten

Material/Alternativen:

- Rollbrett, Decke
- Reifen unterschiedlicher Größe
- Stäbe

Vorübung:

- aus dem Therapiebereich „Haltung/Tonus": Felsen

Durchführung: Das Kind kniet oder sitzt in der Felsenposition auf einem Rollbrett. Das Kind und die Therapeutin oder der Therapeut halten einen Reifen zwischen sich und dann geht die Fahrt los. Vorwärts oder rückwärts schiebt oder zieht die Therapeutin oder der Therapeut das Kind mit dem Reifen durch den Raum. Das „Lenkrad" darf während der Fahrt nicht den Körper (Kleidungsstück) des Kindes berühren. Wenn das Kind seine Körpermitte gut gefunden hat und halten kann, darf es sich nun am Lenkrad nach rechts und links wegdrücken, sodass sich nur der Rumpf zu den Seiten (rechts und links) bewegt. Der Oberkörper wird dabei in der Mitte gehalten.

Varianten:

- Das Kind und die Therapeutin oder der Therapeut beobachten sich während der Bewegung und variieren die Geschwindigkeit während der Fahrt, das Kind kann auch die Augen dabei schließen.

- Das Kind hat Lust, das Lenkrad loszulassen, während es sich durch intensivere Drehbewegungen nach rechts und links bewegt, um sich um seine eigene Achse zu drehen, anschließend greift es den Reifen und zieht sich wieder zurück.
- Das Kind durchläuft die Übung wieder mit den Kontrasten in der Mundfunktion und spürt den Unterschied: offener Mund vs. geschlossener Mund, Unterkiefer bewegt sich mit oder nicht, Zunge am Schlafplatz vs. Zunge liegt schlaff im Mundboden.

Fehlerquellen und Kontraindikation:

- Das Kind kann sich auf dem Rollbrett noch nicht in der Felsenposition halten und gleichzeitig einen Reifen in den Händen halten.
- Die Körpermitte ist noch instabil, es fällt zu oft vom Rollbrett.
- Die Abstützreaktion kann nicht sicher abgerufen werden.
- Die Seitwärtsbewegung des Rumpfes kann noch nicht erfolgen.
- Kompensatorisch assoziiert das Kind mit starken Mitbewegungen des Unterkiefers und der Zunge.

Lösungen:

- Auf das Rollbrett kann eine Kiste oder ein Bottich gestellt werden, in das sich das Kind hineinsetzen kann. Durch die Körperraumbegrenzung erfährt es mehr Halt und kann sich leichter in die Felsenhaltung begeben und diese halten.
- Kleine Säckchen können zum Beschweren auf den Beinen und am Rumpf für mehr Stabilität sorgen.
- Die Therapeutin oder der Therapeut schiebt oder zieht das Rollbrett mit Kiste und Kind durch den Raum.
- Die Therapeutin oder der Therapeut dreht das Rollbrett mit der Kiste langsam nach links und rechts, das Kind nimmt die

Seitwärtsbewegung wahr und versucht trotzdem, den Kopf dabei in der Mitte zu halten.

6.2.6 Therapiebereich „Mundfunktion"

Alle Mundfunktionsübungen haben direkten Einfluss auf die orofazialen und myofunktionellen Strukturen und dienen zur Regulation und Modifikation in diesen Bereichen. Deshalb werden hier weitere Einflüsse nicht extra erläutert.

Übung 20: Segelübung

Therapieziel: Das Kind soll seine Zunge über vorheriges Schnalzen am harten Gaumen ansaugen können und dort einige Zeit halten. Es soll dabei beobachten, wie sich das Zungenbändchen wie ein „Segel" spannt. Dabei füllt die Zunge den harten Gaumen aus, wobei die Zungenspitze nicht an oder über die oberen Zahnreihen drücken und pressen soll.

Dauer: 1 bis 2 Minuten

Material / Alternativen:

- Hocker
- Spiegel

Durchführung: Das Kind sitzt mit guter Becken- und Kopfaufrichtung auf einem Hocker. Es beginnt, locker zu schnalzen, und hält das Schnalzen dann an, wenn die Zunge am harten Gaumen ankommt. Jetzt wird die Zunge angesaugt, sodass das Zungenbändchen wie ein „Segel" durch die Zungenanhebung am harten Gaumen in Erscheinung tritt.

Varianten:

- Das Kind schnalzt nur.
- Der Ansaugdruck darf schwächer sein. Das „Segel" ist nur kurz zu sehen.
- Das Kind drückt sich vom Stuhl/Tisch ab oder drückt beide Hände fest zusammen, während es versucht, das Segel zu halten.
- Das Kind macht die Übung in der „Zwergenhaltung" und spürt, dass es so viel anstrengender ist.

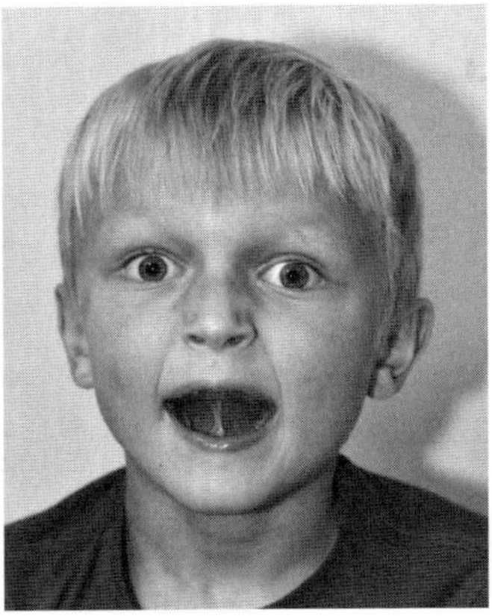

Abb. 40: Therapiebeispiel, Übung 20: Segelübung

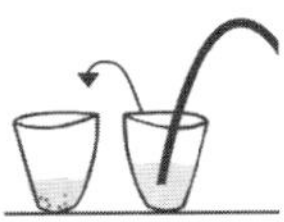

Übung 21: Brausepulverkran

Therapieziel: Das Kind soll bei diesem Spiel seine Ansaugkraft stärken und Freude an der mundmotorischen Geschicklichkeit erleben. Dabei soll es auf eine gute Beckenaufrichtung („Felsenhaltung") und einen sicheren Fußkontakt zum Boden achten.

Dauer: 5 bis 10 Minuten

Material/Alternativen:

- 2 Gläser, Wasser
- Strohhalm
- Brausepulver
- Lebensmittelfarbe

Durchführung: Das Kind sitzt am Tisch und hat zwei kleine Gläser und einen Strohhalm vor sich, wobei ein Glas mit Wasser, das andere mit Brausepulver gefüllt ist. Das Kind saugt Wasser mit dem Strohhalm an und transportiert das angesaugte Wasser im Strohhalm in das Glas mit Brausepulver. Nach und nach füllt sich das andere Glas mit der leckeren Brause. Der Kran darf nicht viel Wasser verlieren, nur dann zischt es laut im ‚Betonmischer". Dabei soll das Kind darauf achten, dass das Wasser nicht in den Mund kommt.

Varianten:

- Das Kind kann die Übung auch in der Bauchlage im Unterarmstütz ausprobieren.
- Das Kind macht die Übung in der „Zwergenhaltung" und spürt, dass es so viel anstrengender ist.
- Die Wahl der Strohhalme in Dicke und Länge kann variieren, wodurch der Schwierigkeitsgrad erhöht/verringert wird.
- Dieses Spiel ist gruppentauglich.

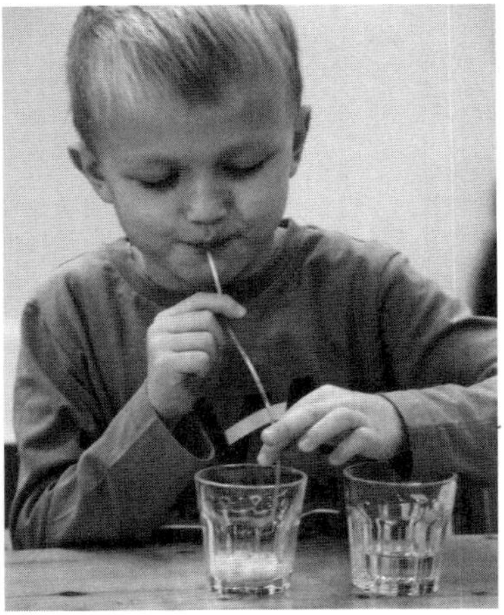

Abb. 41: Therapiebeispiel, Übung 21: Brausepulverkran

Übung 22: Zahnpasta-Schluckprobe

Therapieziel: Das Kind soll in diesem Spiel sein Schlucken bewusst wahrnehmen, das Resultat beobachten und in einigen Wiederholungen sein Schluckmuster zu korrigieren versuchen.

Dauer: 3 bis 5 Minuten

Material/Alternativen:

- Zahnpasta
- Wattestäbchen
- Spiegel
- ggf. Schokocreme oder Ähnliches

Durchführung: Das Kind sitzt vor dem Spiegel und streckt seine Zunge heraus. Die Therapeutin oder der Therapeut bringt mithilfe eines Wattestäbchens einen Zahnpasta-Punkt auf das vordere Zungendrittel auf. Das Kind wird jetzt aufgefordert, zu schlucken. Es achtet darauf, dass die Zunge an dem sogenannten Zungenschlafplatz beim

Schluckakt liegt. Die Therapeutin oder der Therapeut kontrolliert den Zahnpasta-Abdruck. Danach bringt die Therapeutin oder der Therapeut drei Punkte Zahnpasta auf das vordere Zungendrittel auf, die in der Verbindung ein kleines Dreieck ergeben würden. Nun fordert sie bzw. er das Kind auf, ohne „Verrutschen“ der Punkte zu schlucken. Es folgt die Kontrolle am Gaumen und auf der Zunge, ob die Zahnpasta-Punkte noch Punkte sind oder durch Zungenprotrusion ein Schmierweg von der Paste auf der Zunge sichtbar ist.

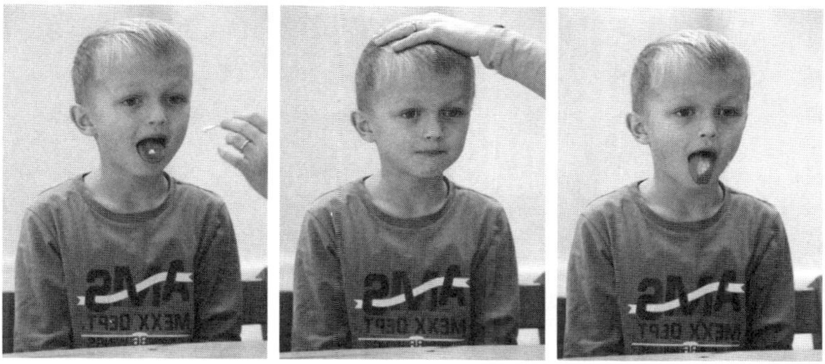

Abb. 42: Therapiebeispiel, Übung 22: Zahnpasta-Schluckprobe

Übung 23: Tapezieren

Therapieziel: Das Kind soll im Spiel immer wieder seine Zunge in Kontakt zu seinem harten Gaumen erspüren. Dabei soll es auf eine gute Beckenaufrichtung („Felsenhaltung“) und einen sicheren Fußkontakt zum Boden achten.

Dauer: 3 bis 5 Minuten

Material / Alternativen:

- Hocker
- Oblate, Esspapier
- Spiegel

Durchführung: Das Kind sitzt mit angemessener Becken- und Kopfaufrichtung auf einem Hocker. Die Therapeutin oder der Therapeut schneidet dem Kind eine Oblate in zwei Hälften. Das Kind legt sich eine Oblatenhälfte auf das vordere Zungendrittel. Jetzt muss das Oblatenstück in Form eines Halbmondes mit der Zungenanhebung genau an den harten Gaumen hinter die Frontzähne „tapeziert" werden. Wenn das geklappt hat, schließt das Kind den Mund und schluckt seinen Speichel hinunter. Beim Schlucken kann die Zunge die „Tapete" am Zungenschlafplatz und Schluckpunkt spüren. Die Tapete sollte am Gaumen haften bleiben. Anschließend muss die Tapete wieder mit der Zunge „abgekratzt" werden.

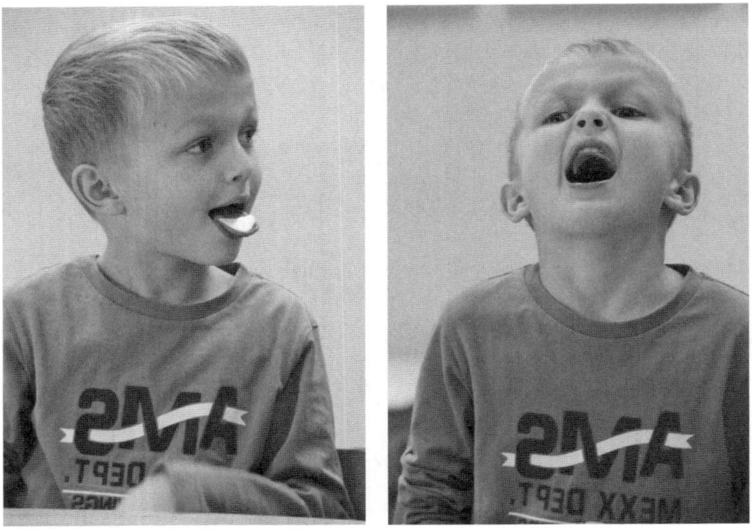

Abb. 43: Therapiebeispiel, Übung 23: Tapezieren

Übung 24: Zaubern

Therapieziel: Das Kind soll im Spiel immer wieder seine Zunge in Kontakt zu seinem harten Gaumen erspüren. Die Zunge soll dabei im Wechsel gespannt und gelöst werden können. Dabei soll es auf eine gute Beckenaufrichtung („Felsenhaltung“) und einen sicheren Fußkontakt zum Boden achten.

Dauer: 3 bis 5 Minuten

Material / Alternativen:

- Hocker
- Oblate, Esspapier
- Spiegel

Durchführung: Das Kind sitzt mit angemessener Becken- und Kopfaufrichtung auf einem Hocker. Das Kind beginnt zunächst, locker zu schnalzen. Jetzt legt es ein kleines Oblatenstück auf das vordere Zungendrittel und platziert es über die Schnalzbewegung mit hörbarem Schnalzgeräusch an den harten Gaumen (Zungenschlafplatz). Jetzt ist das Oblatenstück weggezaubert. Das Kind kann das Ergebnis im Spiegel betrachten („die Zunge ist sauber“), und die „Zauberoblate“ klebt am Zungenschlafplatz.

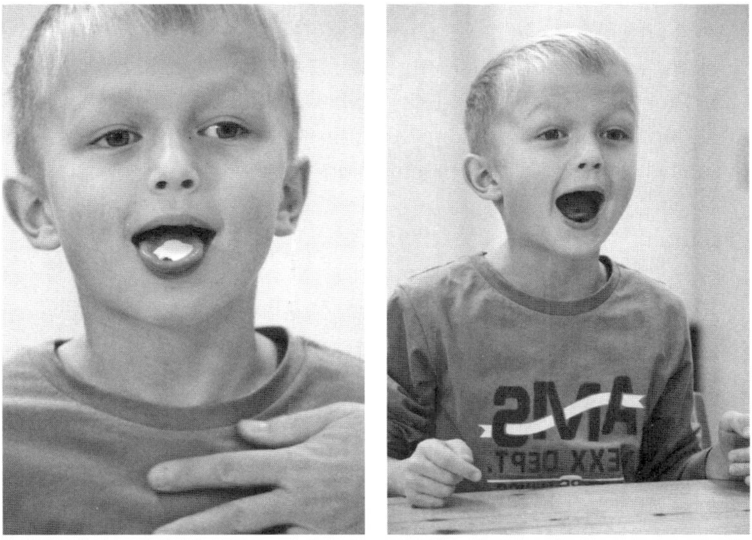

Abb. 44: Therapiebeispiel, Übung 24: Zaubern

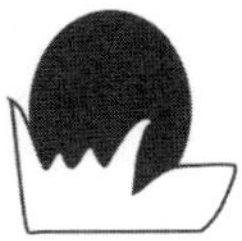

Übung 25: Ei im Nest

Therapieziel: Das Kind soll im Spiel seine flache Zunge außerhalb des Mundes zu einem Zungenröllchen formen, die Zungenränder werden angehoben. Zur Unterstützung formt das Kind den Mund zu einem geschlossenen O. Dabei soll es auf eine gute Beckenaufrichtung („Felsenhaltung") und einen sicheren Bodenkontakt achten.

Dauer: 3 bis 5 Minuten

Material / Alternativen:

- Hocker
- Puffreis, Körner
- Spiegel

Durchführung: Das Kind sitzt mit guter Becken- und Kopfaufrichtung auf einem Hocker vis-à-vis der Therapeutin oder dem Therapeuten oder schaut in den Spiegel. Das Kind legt sich ein Puffreiskügelchen, welches es vorher mit einem Strohhalm angesaugt haben kann, auf die Zungenmitte. Jetzt wölben sich die Zungenränder mithilfe der Mundrundung (Lippenstellung wie bei O) und halten das Kügelchen auf der Zunge wie ein „Ei im Nest".

Varianten:

- Das Kind formt den Mund zu einem O und schiebt dabei die Zunge heraus.
- Das Kind kann mehr als nur ein „Ei" im „Nest" halten.
- Zur Unterstützung kann das Kind die Hände zu einem Nest formen (Hand-Mund-Linie).

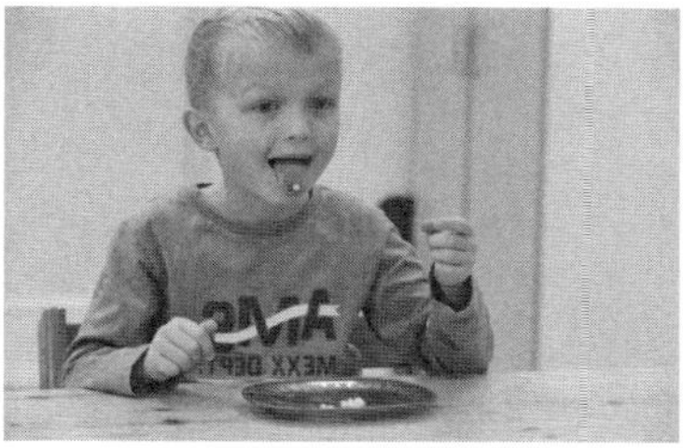

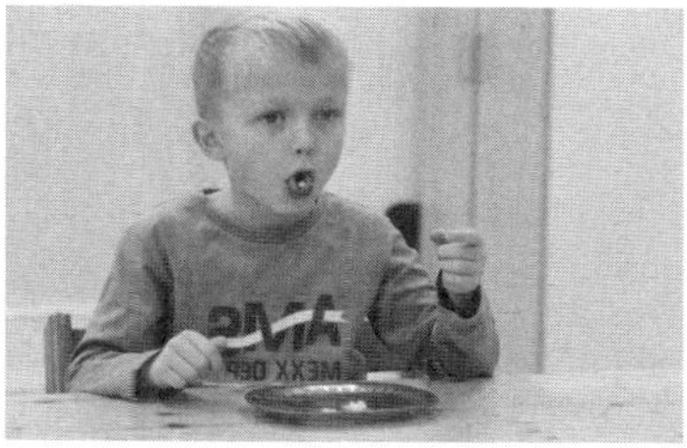

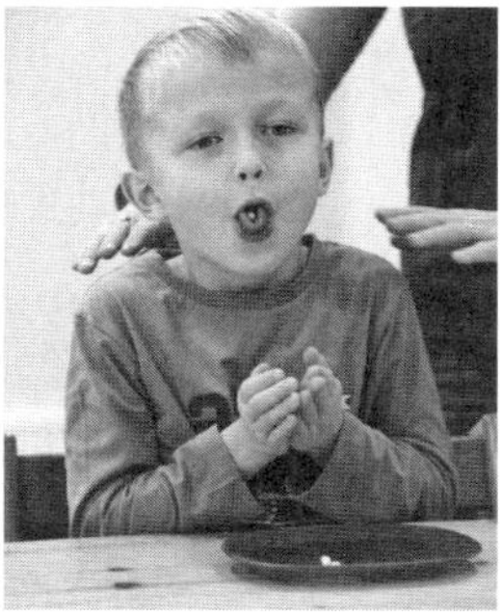

Abb. 45: Therapiebeispiel, Übung 25: Ei im Nest

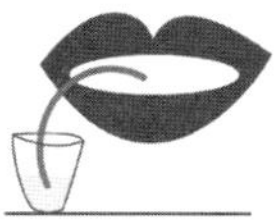

Übung 26: Schlucktraining

Bevor das Kind zum direkten Schlucktraining angeleitet werden kann, sollten Übungen aus der Vorübung „Mundfunktion“ erfolgen (z. B. Puste-, Ansaugspiele, Finden der Zungenruhelage). Erst wenn das Kind den sicheren Kontakt zum Zungenschlafplatz finden und halten kann und dieser auch in der Bewegung möglich ist, kann mit dem Schlucktraining begonnen werden.

Automatisierung des physiologischen Schluckens, Transfer in den Alltag:

1. „Trinken mit dünnem Schlauch“

Durchführung: Das Kind sitzt mit guter Becken- und Kopfaufrichtung auf einem Hocker vor dem Spiegel. Über einen dünnen Strohhalm, der auf der Zungenmitte liegt, saugt und trinkt das Kind mit geschlossenen Zahnreihen, aber geöffneten Lippen Wasser aus einem Glas. Das Kind kontrolliert sich über einen Spiegel, dabei soll die Okklusion physiologisch gehalten werden.

Steigerung:

2. „Trinken mit dem dünnen Schlauch bei geöffnetem Kiefer" Die Zunge zeigt deutlich das Zungensegel.
3. „Wasser in der Zungenschüssel halten bei geöffnetem Kiefer" Die Zunge zeigt deutlich das Zungensegel.
4. „Wasser in der Zungenschüssel halten, 1" Anschließend wird mit geschlossenem Mund das Wasser geschluckt.
5. „Wasser in der Zungenschüssel halten, 2" Anschließend wird mit geöffnetem Mund das Wasser geschluckt.
6. „Es wird innerhalb einer ganzen Mahlzeit mit geschlossenem Mund geschluckt."

Wichtig: Die Zunge bleibt immer am Schluckpunkt/Schlafplatz.
Es werden die Übungen 3 bis 5 mit Joghurt, Brot, Apfel oder Lebensmitteln, die das Kind gerne isst, wiederholt.

Gelingt das Schlucktraining gut, soll das Kind zu Hause bei jeder Mahlzeit mit dem dünnen Strohhalm trinken.

Anzahl: ein- bis dreimal am Tag üben

Wiederholungen: bis zu 10 Schlucke, am Ende bis zu einer ganzen Mahlzeit

- ggf. Wangenhalter als Möglichkeit zur Schluckkontrolle, wenn Wasser, Joghurt oder Speisebrei durch die Zahnreihen hindurchtritt
- Achtung: nur wenn das Kind den Fremdkörper toleriert!

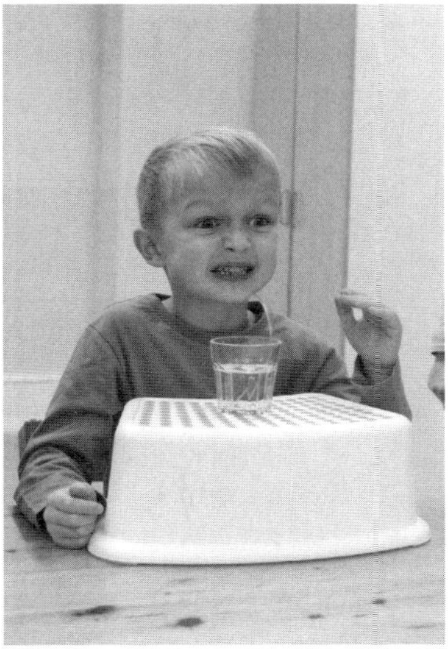

Abb. 46: Therapiebeispiel, Übung 26: Schlucktraining

Wann ist die Therapie beendet? Wenn das korrekte Schluckmuster hergestellt ist und das Kind dieses auch in Ruhe und vor allem in der Bewegung einhalten kann, können die Übungen beendet werden. Ein Kontrolltermin nach sechs Wochen ist sinnvoll, um den langfristigen Transfer zu gewährleisten.

Viel Spaß beim Spielen!

7 Elternarbeit und Transfer

Mit den Eltern erleben wir die Arbeit als kooperatives Miteinander, wenn wir sie von Beginn an teilhaben lassen. Das MyoMot-Konzept erfasst in der Diagnostik die Symptomkomplexe 1 und 2 und kann somit den Eltern den Ursachenkomplex der myofunktionellen Störung verdeutlichen. Gleich hier wird den Eltern deutlich, dass eine alleinige symptomorientierte Therapie nicht zum gewünschten Erfolg führen kann. Die Eltern sehen während der Untersuchung ganz genau, dass z. B. der Mundschluss durch eine mangelnde Beckenaufrichtung nur erschwert und kompensatorisch einzunehmen ist. Es hat sich als günstig erwiesen, wenn Eltern verschiedene Items im Untersuchungsprozess selbst erleben. Nicht selten beschreiben Eltern ihre Mühen bei der einen oder anderen Überprüfung und bestätigen ihre eigene Unsicherheit z. B. bei der Wahrnehmung der Zungenruhelage. Die Aufklärung, Beratung und Anleitung der Eltern sowie die regelmäßige Kooperation und Interaktion mit anderen Institutionen (z. B. mit Ergotherapeutinnen und -therapeuten, Kieferorthopädinnen und -orthopäden) sind wichtige Bestandteile im MyoMot-Konzept. Die Eltern partizipieren am besten von der Behandlung ihrer Kinder, wenn sie, so oft sie können, in der Behandlung dabei sind. Dadurch können sie bei den Kontrolluntersuchungen bei der Kieferorthopädin oder beim Kieferorthopäden besser Auskunft über den Verlauf der Therapie geben und den umfassenden Ansatz vom MyoMot-Konzept beschreiben.

Wir haben festgestellt, dass die Eltern, die gut über die Zusammenhänge der myofunktionellen Störung ihres Kindes Bescheid wissen, auch leichter Situationen im Alltag finden, in denen die Therapieinhalte aus dem MyoMot-Konzept integriert werden können. So gehen auch Kesper/Hottinger (2024) davon aus, dass nur kompetente Eltern durch die Gestaltung einer geeigneten Umwelt den Behandlungsprozess maßgeblich positiv beeinflussen können.

Der Transfer der erlernten Muster wird von dem Kind und seiner Familie leichter bewältigt, wenn von Beginn an die Mundübungen in die anderen Therapiebausteine integriert werden. Das bedeutet, dass das Kind die Mundfunktionsübungen nicht isoliert vor dem Spiegel übt, sondern auch bei Alltagshandlungen durchführt. So werden die Kopfkontrolle, der Mundschluss, die Zungenruhelage oder der korrekte Schluckakt auch auf dem Spielplatz, auf der Schaukel, auf der Wippe oder beim Klettern eingehalten. Wichtig dabei ist, dass die Eltern das Kind loben, wenn es von sich aus z. B. den Mundschluss einhält, und es nicht ständig korrigieren oder ermahnen. So erlebt das Kind „Lernen am Erfolg“. Die direkte Korrektur sollte sich im Gleichgewicht zum Lob halten. Statt das Kind ständig zu ermahnen, können in der Therapie andere Möglichkeiten zur Korrektur mit den Eltern und dem Kind gemeinsam besprochen werden. So hilft eine Geste, die den Mundschluss verdeutlicht, oder auch eine sanfte Berührung am Mundboden, die zu einem Mundschluss führt. Der oft gebrauchte Hinweis „Mach den Mund zu“ wird sich schnell in Luft auflösen. So können kleine Aufträge, z. B. den Mundschluss bis zur nächsten Laterne auf dem Nachhauseweg oder beim Treppensteigen zu halten, die Motivation des Kindes steigern und das Einhalten der neuen Muster möglichst oft im Alltag ermöglichen. Den Ideen sind dabei keine Grenzen gesetzt, und auch die Eltern sollten bewusst an den Spielen teilnehmen. Dadurch, dass die Eltern die Spiele mitmachen und (auch die Mühen) erleben, können sie die notwendigen Elemente (Kopfkontrolle, Rumpfaufrichtung, Mundschluss, Zungenruhelage) besser verstehen und das Kind optimaler begleiten und motivieren. Das Kind durchlebt seine myofunktionelle Schwäche nicht isoliert, sondern fühlt sich durch das partnerschaftliche Miteinander mit den Eltern und Geschwistern in seinem Lernprozess harmonisch begleitet und gestärkt.

In der Elternberatung nutzen wir den systemischen Beratungsansatz für die Gesprächsführung. Wir haben festgestellt, dass wir über einen bestimmten Fragepool, der lösungsorientiert ausgerichtet ist, näher an die Bedürfnisse der Eltern herankommen. De Jong/Berg (2008) betonen, dass beim Finden von Lösungen die Familie Experte für ihr eigenes Leben ist. Wir als Therapeutinnen und Therapeuten können den Bezugsrahmen der Familie im Therapieprozess dahingehend unterstützen, dass die Eltern oder auch das Kind selbst Lösungen finden. So können z. B. Ideen gesammelt werden, wie die Übungen aus dem MyoMot-Programm in den Familienalltag eingebunden werden können, ohne unrealistische Ziele zu formulieren. Als sehr hilfreich hat sich hierbei der Fragepool nach dem PELZ-Modell aus der systemischen Beratungsarbeit erwiesen (Vogt-Hillmann/Burr 2002). Dazu ein Beispiel:

- P-Problem: „Was ist derzeit das Problem?"
- E-Erklärung: „Wie erklären Sie sich, dass es so schwer ist, die Übung zu Hause durchzuführen?"
- L-Lösung: „Wann hat denn die Übung schon mal gut geklappt? Was haben Sie da gemacht?"
- Z-Ziel: „Was können Sie machen, damit sich der Behandlungserfolg beim Kind durch Ihre Unterstützung leichter einstellt?"

Die Elternberatung verstehen wir als einen dialogischen Prozess, in dem wir Hilfe zur Selbsthilfe geben wollen. Das heißt, dass wir im Gespräch mit den Eltern einen Veränderungsprozess begleiten, der dazu führt, dass Eltern und Kind eigene Ideen finden, um den Behandlungsprozess durch ein häusliches Übungsprogramm optimal zu ergänzen. Eine positive Grundeinstellung ist für uns eine wichtige Basis in der Elternberatung. So fassen Henning/Ehinger (2003) die wichtigsten Grundhaltungen wie Empathie, Kontext, Eigenverantwortung, Ressourcen und Lösungen, die auch für unsere Elternberatung gelten, in einem sogenannten Beratungsstern zusammen (Abb. 47).

Die Zusammenarbeit mit den Eltern verbessert sich, wenn wir mit Empathie und Einfühlungsvermögen die spezifische Situation der Familie begleiten. Dabei berücksichtigen wir den Kontext der Familie. Das bedeutet, dass wir uns die Frage stellen: „Wie würde ich handeln, wenn ich im selben sozialen Kontext wie der oder die Ratsuchende/die Eltern leben würde?"

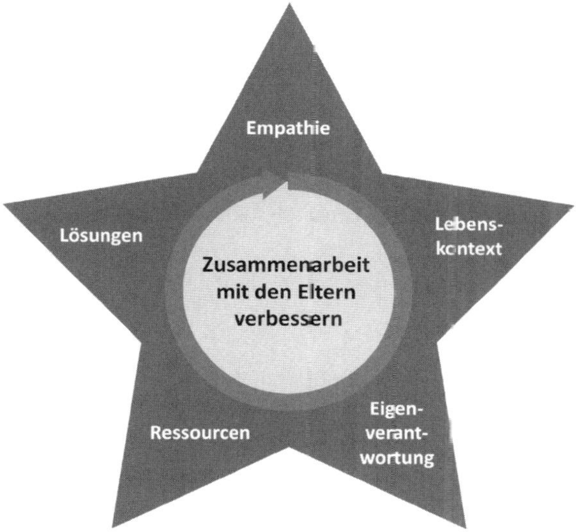

Wie oft sind Eltern mit unseren Angeboten für das häusliche Übungsprogramm von mundmotorischen Spielen überfordert? Durch die Elterngespräche sollte sich die Eigenverantwortung der Eltern zunehmend entwickeln. Dazu braucht es zunächst deren Bereitschaft zur Kooperation und zu Verhaltensänderung. Wir unterstützen die Eltern und das Kind dabei, ihr eigenes Handeln und ihre Selbstwirksamkeit wieder wahrzunehmen. Hier fällt es oft schwer, das Gleichgewicht zwischen Förderung der Selbstwirksamkeit der Eltern und des Kindes einerseits und den notwendigen Hinweisen bei der Umsetzung der myofunktionellen Übungen andererseits zu halten. Die Kooperationsbereitschaft der Eltern wird insbesondere durch das Bewusstmachen der Stärken und Ressourcen der Familie gefördert. Weiterhin soll auf die Ressourcen und das Lebensumfeld des Kindes (pädagogische Fachkräfte, Lehrkräfte, Institutionen etc.) hingewiesen werden. Das entlastet die Eltern und gibt Zuversicht auf die Lösungsfindung. Die Lösungsfokussierung wäre das Ziel einer Elternberatung. Wie im PELZ-Modell vorgestellt, geht es darum, Eltern beim Finden von Lösungen zu unterstützen. Dabei kommen Fragen zum Einsatz, die Eltern zum Nachdenken anregen sollen, z. B.:

- „Was können Sie machen, damit sich der Behandlungserfolg beim Kind durch Ihre Unterstützung leichter einstellt?“
- „Was hat denn bei der Umsetzung des MyoMot-Wochenplans schon funktioniert?“
- „Gab es schon Reaktionen von Ihnen, die bereits etwas Positives bewirkt haben, damit ihr Kind mit Ihnen gemeinsam geübt hat?“

Der Wochenplan: Um den Transfer zu erleichtern und das Kind und die Eltern von Beginn an in die häuslichen Übungen mit einzubeziehen, wird gemeinsam mit der Therapeutin oder dem Therapeuten am Ende jeder Stunde ein Spielplan für die folgende Woche erarbeitet. Dabei werden gemeinsam Übungen und Ideen aufgeklebt/aufgeschrieben, um die erlernten Bewegungen im Alltag zu integrieren. Das Kind trägt jeden Tag ein, wie oft es die Übungen gemacht hat. Zu Beginn jeder Stunde werden die Pläne betrachtet und gemeinsam ausgewertet.
Die Piktogramme zeigen die einzelnen Spiele von MyoMot. So können sich die Eltern und das Kind an die Übung besser erinnern. Die Bilder können aus der Kopiervorlage ausgeschnitten und auf den entsprechenden Wochentag aufgeklebt werden. Es können natürlich auch eigene Symbole oder Wörter für die einzelnen Spiele gefunden werden. Für die Umsetzung der einzelnen Spiele im häuslichen Umfeld müssen einige Spiele ggf. gemeinsam mit den Eltern modifiziert werden. So kann Übung 17: Rettungsboot auch auf einer Decke oder einem Skateboard durchgeführt werden.

Der Wochenplan und die Piktogramme zum Ausschneiden stehen als Online-Zusatzmaterial zur Verfügung.

Literatur

Ayres, A. J. (2002): Bausteine der kindlichen Entwicklung: die Bedeutung der Integration der Sinne für die Entwicklung des Kindes. 4. Aufl. Springer, Berlin / Heidelberg

Bader-Johansson, C. (2000): Motorik und Interaktion: wie wir uns bewegen – was uns bewegt. 1. Aufl. Georg Thieme, Stuttgart

Bauer, M. (2006): Von der artgerechten Aufzucht unserer Kinder. Der wunderbare Weg zum freien Laufen. Goldegg, Wien

Beigel, D. (2004): Flügel und Wurzeln. Persistierende Restreaktionen frühkindlicher Reflexe und ihre Auswirkungen auf Lernen und Verhalten. 2. Aufl. verlag modernes lernen, Dortmund

Bigenzahn, W. (1995): Orofaziale Dysfunktionen im Kindesalter: Grundlagen, Klinik, Ätiologie, Diagnostik und Therapie. Georg Thieme, Stuttgart

Blanche, E. I., Schaaf, R. C. (2004): Grundlagen und Therapie bei Entwicklungsstörungen, Springer, Berlin

Bondi, M. (1994): Orofaziale und craniozervikale Myotherapie. Quintessenz, Berlin

Broich, I. (2009): Sprache – Körpersprache – Grundfunktionen. Neue Wege in Pädagogik, Sprachheilkunde, Logopädie, Kieferorthopädie und Physiotherapie. 2. Aufl. Centaurus, Freiburg

Campiche-Weber, M. (2001): Therapie der orofazialen Dysfunktionen. In: Böhme, G. (Hrsg.): Sprach-, Sprech-, Stimm- und Schluckstörungen. Band 2: Therapie. 3. Aufl. Urban & Fischer Verlag, München, 67–79

Castillo Morales, R. (1998): Die Orofaziale Regulationstherapie. 2. Aufl. Richard Pflaum, München/Bad Kissingen/Berlin/Düsseldorf/Heidelberg

Clausnitzer, V. (2001): Orofaziale Muskelfunktionstherapie (OMF). Ein myofunktionelles Übungsbuch. verlag modernes lernen, Dortmund

Codoni, S. (2009): Zeig mir deine Zunge und ich sage dir, wie du gehst und stehst. „Schnullern", Sprechstörung, Zahnfehlstellung und Haltungsschwäche – Domänen des Multitasking. Pädiatrie 6, 22–30

De Jong, P., Berg, I. K. (2008): Lösungen (er-)finden. Das Werkstattbuch der lösungsorientierten Kurzzeittherapie. (6., verbesserte u. erweiterte Aufl.). verlag modernes lernen, Dortmund

Dieckmann, A. (2008): Die Behandlung orofazialer Dysfunktion bei Patienten mit Zahn- und Kieferstellungsanomalien – Eine sprachheilpädagogische Untersuchung. Dissertation, Universität Rostock

Eifler, L., Wittich, C. (2012): Myofunktionelle Störungen: Eine Typologisierung bestehender Therapiekonzepte im Kindesalter. Bachelorarbeit. Hochschule Fresenius Idstein

Fischer-Voosholz, M., Spenthof, U. (2002): Orofaziale Muskelfunktionsstörungen. Klinik, Diagnostik, ganzheitliche Therapie. Springer, Berlin / Heidelberg

Flehmig, I. (2007): Normale Entwicklung des Säuglings und ihre Abweichungen. Früherkennung und Frühbehandlung. 7. Aufl. Georg Thieme, Stuttgart

Franke, U. (2016): Logopädisches Handlexikon. 9. Aufl. Ernst Reinhardt, München

Furtenbach, M. (2015): Interdisziplinäre Zusammenarbeit von Logopäden und Kieferorthopäden. logoTHEMA 1, 14–21

Furtenbach, M. (Hrsg.) (2007): Das Zungenbändchen: die interdisziplinäre Lösung. Sprachtherapeuten in Zusammenarbeit mit Kieferorthopäden, Stillberaterinnen und chirurgisch tätigen Ärzten. Bd. 1. Praesens, Wien

Furtenbach, M., Adamer, I., Specht-Moser, B. (Hrsg.) (2013): Myofunktionelle Therapie KOMPAKT I – PRÄVENTION. Praesens, Wien

Furtenbach, M., Wallner, W. (2009): Myofunktionelle Therapie (MFT) im orofazialen Bereich – praktische und kritische Aspekte aus logopädischer Sicht. Inf Orthod Kieferorthop 41, 259–264

Garliner, D. (1989): Myofunktionelle Therapie in der Praxis. Gestörtes Schluckverhalten, gestörte Gesichtsmuskulatur und die Folgen – Diagnose, Planung und Durchführung der Behandlung. 2., erweiterte u. überarbeitete Aufl. Dinauer, Germering

Goddard Blythe, S. (2009): Greifen und Be-Greifen. Wie Lernen und Verhalten mit frühkindlichen Reflexen zusammenhängen. 8. Aufl. VAK, Kirchzarten bei Freiburg

Gohl-Fronmayer, P. (2005): Störungen in der Entwicklung des kindlichen Kiefers. Deutsche Zeitschrift für Osteopathie 3, 7–11

Grabowski, R., Kundt, G., Stahl, F. (2007, Part 3): Interrelation between occlusal findings and orofacial myofunctional status in primary and mixed dentition. Part 3: Interrelation between malocclusions and orofacial dysfunctions. Journal of Orofacial Orthopedics 6, 462–476

Grabowski, R., Stahl, F., Gaebel, M., Kundt, G. (2007, Part 1): Relationship between occlusal findings and orofacial myofunctional status in primary and mixed dentition. Part 1: Prevalence of malocclusions. Journal of Orofacial Orthopedics 1, 26–37

Heinzelmann, B., Bilda, K., Kittel, A. M. (2009): Myofunktionelle Therapie. Welche Faktoren wirken sich auf das Therapieergebnis aus? eine retrospektive Studie. Forum Logopädie 23 (6), 6–11

Henning, E., Ehinger, W. (2003): Das Elterngespräch in der Schule. Von der Konfrontation zur Kooperation. Auer, Donauwörth

Hensel, E., Born, G., Körber, V., Altvater, T., Gesch, D. (2003): Prevalence of defined symptoms of malocclusion among probands (test person) enrolled in the study of Health in Pomerania (SHIP) in the age group from 20 to 49 years. Journal of Orofacial Orthopedics 3, 157–166

Kahl-Nieke, B., Drescher, D. (2008): Stellungnahme der Deutschen Gesellschaft für Kieferorthopädie (DGKFO) Diagnostik und Therapie orofazialer Dysfunktionen. In: www.http://www.dgkfo-vorstand.de/veroeffentlichungen/stellungnahmen/, 14.09.2016

Kesper, G., Hottinger, C. (2024): Mototherapie bei sensorischen Integrationsstörungen. 10. Aufl. Ernst Reinhardt, München

Kittel, A. M. (2011): Myofunktionelle Therapie. 10., überarbeitete Aufl. Schulz-Kirchner, Idstein

Köckenberger, H. (1996): Bewegungsräume. Entwicklungs- und kindorientierte Bewegungserziehung. borgmann, Dortmund

Lensing-Conrady, R. (2001): Von der Heilsamkeit des Schwindels. Gleichgewichtswahrnehmungen als Motor für Entwicklung und Lernen. borgmann, Dortmund

Mannhard, A. (2012): Sigmatismus (Lispeln). Ein Ratgeber für Eltern, erwachsene Betroffene, pädagogische Fachkräfte in Kita und Schule, Kinderärzte, Zahnärzte und Kieferorthopäden. 1. Aufl. Schulz-Kirchner, Idstein

Martinelli, R. L. d. C., Marchesan, I. Q., Gusmão, R. J., Rodrigues, A. d. C., Berretin-Felix, G. (2014): Histological Characteristics of Altered Human Lingual Frenulum. International Journal of Pediatrics and Child Health 2 (1), 5–9

Meilinger, M. (1999): Untersuchung ausgewählter Aspekte myofunktioneller Störungen im Vorschulalter. Dissertation, LMU München

Morris, S. E., Klein, M. D. (2001): Mund- und Esstherapie bei Kindern. Entwicklung, Störungen und Behandlung orofazialer Fähigkeiten. 2., unveränderte Aufl. Urban & Fischer, München/Jena

Nacke, A. (2005): Ergotherapie bei Kindern mit Wahrnehmungsstörungen. Georg Thieme, Stuttgart

Oetter, P., Richter, E. W., Frick, S. M. (1999): M. O.R. E.: Ein entwicklungstherapeutisches Konzept. Der Mund als Quelle sensorisch-integrativer Funktionen. verlag modernes lernen, Dortmund

Rogge, E. (2014): Neurofunktions!therapie in der Praxis (NF!T®). verlag modernes lernen, Dortmund

Rösen, K. (2019): Bewegliche Zunge – gesundes Leben. Hebammenforum 20 (10), 1095–1098

Schaefgen, R. (2007): Praxis der Sensorischen Integrationstherapie. Erfahrungen mit einem ergotherapeutischen Konzept. Georg Thieme, Stuttgart

Schupp, W. (2003): Manuelle Medizin, Pädiatrie und Kieferorthopädie. Ein Modell für eine integrative Vernetzung. Manuelle Medizin 41 (4), 302–308

Schuster, P. (2011): Funktionales Mundprogramm (FMP). verlag modernes lernen, Dortmund

Schuster, P. (2002): INSEL für Kinder. Integrative Sensomotorische Logopädie für sprachentwicklungsverzögerte Kinder. verlag modernes lernen, Dortmund

Seemann, J., Kundt, G., Stahl de Castrillon, F. (2011): Relationship between occlusal findings and orofacial myofunctional status in primary and mixed dentition. Part 4: Interrelation between space conditions and orofacial dysfunctions. Journal of Orofacial Orthopedics 1, 21–32

Seiler, C. (2010): Chancen für Kinder mit Muskelhypotonie und Entwicklungsverzögerung. Ein Ratgeber für Eltern und Therapeuten. 2. Aufl. Books on Demand, Norderstedt

Sergl, H. G. (1985): Psychologie der Lutschgewohnheiten. Fortschritte der Kieferorthopädie 46 (2), 101–112

Sticher, H., Gampp Lehmann, K. (2004): Wir Schlucken mit dem Becken. In: Nusser-Müller-Busch, R. (Hrsg.) (2004): Die Therapie des Facio Oralen Trakts. F. O. T. T. nach Kay Coombes. Springer, Berlin, 27–44

Stemme, G., Eickstedt, D. v. (1998): Die frühkindliche Entwicklung. Vielfalt und Besonderheiten. verlag selbstbestimmtes leben, Düsseldorf

Thiele, E., Clausnitzer, R. u. V. (1992): Myofunktionelle Therapie aus sprechwissenschaftlicher und kieferorthopädischer Sicht. Bd. 1. Hüthig Buch, Heidelberg

Treuenfels, H. von (1984): Kopfhaltung, Atlasposition und Atemfunktion beim offenen Biss. Fortschritte der Kieferorthopädie 45 (2), 111–121

Vogt-Hillmann, M., Burr, W. (Hrsg.) (2002): Lösungen im Jugendstil. verlag modernes lernen, Dortmund

Anhang

Elemente und Materialien für die Therapiebausteine von MyoMot

Wahrnehmung

Vibrationsgeräte	Bohnen-/Erbsen-/Kastanienbad	Sandsäckchen verschiedener Größe und Gewicht
Bürsten, Pinsel	Tücher	Wasser
Ton, Knete, Schminke, Creme, Rasierschaum	Matten, Decken, Mullbinden, Tücher	in Zeitungspapier einwickeln

Reflexe

Rasierschaum, Creme, Fingerfarben, Leim, Kastanien, Ton, Knete, Zeitung	Manipulation mit den Händen/Füßen für die Integration Palmar-/Plantar-Reflex	Decken	Einrollen für die Integration Spinaler Galant-Reflex und den Moro-Reflex
Materialien für Krabbelparcours	Integration STNR		

Tonus / Haltung

Hocker, Einbeinhocker	Sitzhaltung im Felsen	Thera-Band	allein ziehen, an Gegenständen befestigt, zu zweit oder gegeneinander
schwere Kisten, große Beschwerungssäcke	wegdrücken, -schieben, Beschwerungssäcke Huckepack nehmen	Bälle, Säckchen	fangen in Tonnen/Kisten werfen

Gleichgewicht

Stäbe, Seile, Papprollen	balancieren	Kissen, Matratzen, Sitzsäcke	darüberlaufen, hineinspringen, hinaufspringen
Schaukel, Hängematte	in Bauch-/ Rückenlage, eingedreht, sich an einem Seil heranzie- hen, mit den Händen selbst anschub- sen	Pezziball, Rollenschaukel, Kegel, Romparollen, Treppenleiter	balancieren, darübersteigen
schiefe Ebene, Sprossenwand	hochziehen, herunterrut- schen	Trampolin	
Schwungtuch	daraufstellen, ziehen lassen	Tonne, Röhre, Wippe, Wiege	durchkriechen, hinüberkrabbeln

Bewegung

Rollbrett, Skate- board, Waveboard, Longboard	im Liegen (in Bauch-/Rücken- lage), im Sitzen, an einem Seil/Stab ent- langziehen	Kissen, Reifen, Seile, Balan- ce-Scheiben	darüberhüpfen, hineinspringen darübergehen, hinaufspringen
Bälle, Säckchen	prellen, werfen/fangen, zielwerfen (auf ruhendes oder sich bewegen- des Objekt)	Tunnel	kriechen, robben, verstecken
Fußboden, Matten	rollen, robben, kriechen, hüpfen	Schaukel, Hängematte	im Sitzen, Liegen, Stehen, Bauch- und Rückenlage
Trampolin		Schwungtuch	

Mundfunktion

Ansaugspiele	mit verschieden dicken Strohhalmen/ Schläuchen: • Erbsen, Puffreis • Spiel-Chips • Fäden • Papier	Blubbern	Wasser mit Spülmittel und Lebensmittelfarbe
Pustespiele	mit dem Mund oder durch einen Strohhalm: • Watte • Tischtennisball • Papier/Zeitungsschnipsel • Plastikautos • Federn • Flöten, Tröten Wasserpfeifen • Konfetti • Styroporkugeln • Kerze • Streichholzschachteln	Brausepulver Esspapier, Oblate Joghurt, Schokocreme	

Sachregister

Passwort für die Online-Materialien

Das Passwort zum Öffnen des Anamnese- und Befundbogens und der Kopiervorlagen lautet: *Symptomkomplex!*

Bitte geben Sie das Passwort nicht weiter!